U0273663

编委会

本书受云南省教育厅科学研究基金项目（项目编号：2021J0235）、云南省卫生健康委员会医学后备人才（项目编号：H-2017061）和云南省科技厅-昆明医科大学联合基金项目（项目编号：202101AC070494）项目支持。

肾脏移植与护理实践

李　珍　梁红敏　樊文星　主编

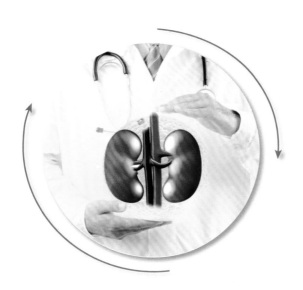

云南出版集团

YNK 云南科技出版社

·昆明·

图书在版编目（CIP）数据

肾脏移植与护理实践 / 李珍，梁红敏，樊文星主编
. -- 昆明：云南科技出版社，2021.11
　　ISBN 978-7-5587-3750-3

　　Ⅰ.①肾… Ⅱ.①李… ②梁… ③樊… Ⅲ.①肾—移
植术(医学)—护理 Ⅳ.①R699.2

　　中国版本图书馆CIP数据核字（2021）第242404号

肾脏移植与护理实践
SHENZANG YIZHI YU HULI SHIJIAN

李　珍　梁红敏　樊文星　主编

出 版 人：温　翔
策　　划：高　亢
责任编辑：赵　敏
封面设计：偰　倩
责任校对：张舒园
责任印制：蒋丽芬

书　　号：ISBN 978-7-5587-3750-3
印　　刷：昆明高湖印务有限公司
开　　本：787mm×1092mm 1/16
印　　张：8.25
字　　数：130千字
版　　次：2021年11月第1版
印　　次：2021年11月第1次印刷
定　　价：38.00元

出版发行：云南出版集团　云南科技出版社
地　　址：昆明市环城西路609号
电　　话：0871-64192481

前　言

　　器官移植被称为"21世纪医学之巅"，是人类及医学家长期以来梦寐以求的愿望。随着肾脏移植手术技术的不断完善，肾移植现已被公认为治疗终末期肾脏疾病的有效治疗手段。随着血管吻合技术、移植器官活性保持和排斥反应的控制，患者肾移植术后1年生存率提高到90%以上，长期存活率也呈现逐年上升的趋势。

　　随着护理模式的转变、护理人员专科化能力的提升，以及肾移植术后护理经验的不断总结，人们逐渐认识到肾移植护理成为决定肾移植手术成功的一个重要环节。优化围手术期护理策略、做好患者围手术期的护理、鼓励患者参与术后的自我护理、开展全程的健康宣教以及出院随访，可减少患者术后并发症的发生、缩短住院时间、促进患者快速且安全地康复，对于提高肾移植术后患者生存率、生存质量有重要意义。

　　昆明医科大学第一附属医院是云南省内首批被国家卫生健康委员会批准具有可同时开展肝移植和肾移植资质的医院，是博士/硕士学位授予点，在器官移植方面具有丰富的理论及临床实践经验。本书介绍了肾脏移植、移植围手术期的护理、术后健康宣教及随访等内容，全面而系统地总结了昆明医科大学第一附属医院多年以来肾移植的专科护理经验，希望通过对肾移植的介绍，结合临床实践阐述移植前后的护理知识及患者自我护理知识，帮助相关护理人员了解肾移植的专科护理知识，在护理实践过程中促进患者的快速康复，提高患者移植术后的生存质量，延长患者生存期，同时，帮助患者和家属了解肾移植护理的重要性，提高患者自我护理的能力，树立战胜疾病的信心。

　　本书在编写过程中，得到了医院领导、同事的关心、支持与帮助，在此表示衷心感谢！若书中存在纰漏之处，恳请读者朋友批评、指正！

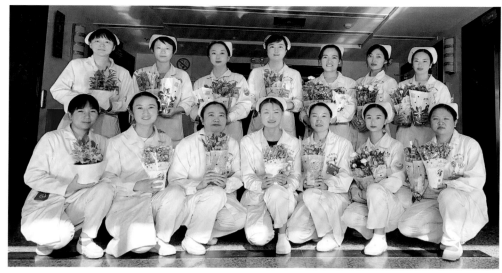

器官移植科护理团队

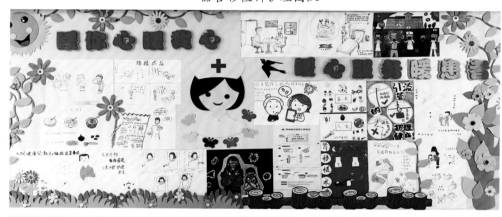

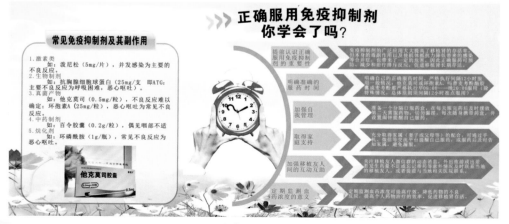

健康宣教展板

目　录

第一章　肾移植术前指导

一、肾移植概况

1. 肾移植的基本概念

肾移植，即平时我们所说的换肾，就是将健康的肾脏移植给有肾脏病变并丧失肾脏功能的患者的方法，是治疗慢性肾功能衰竭终末期——尿毒症的主要治疗方法之一。

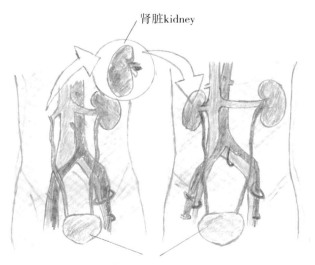

肾脏kidney

膀胱 urinary bladder

2. 肾移植的分类

肾移植因供肾来源不同可分为：

（1）自体肾移植：将自己的肾脏进行位置移动，即移至髂窝内的方法。

（2）同种异体肾移植，包括：

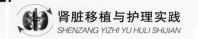

① 尸体肾移植：将死者的肾脏移植给肾病患者。

案例：一位女大学生因患尿毒症，急需换肾；有个8个月大的女婴患有严重的先天疾病，无法治愈。对此，女婴家属做出捐献肾脏挽救女大学生生命的重大决定，广西医务人员也接受了这个特殊挑战，完成了目前为止中国最小年龄单只供肾肾移植手术。婴儿肾脏血管太细，只有牙签般粗，缝合时稍有不慎，血管就会堵住，接上去的肾会坏死，这考验的是医生的"指上功夫"。这就是一个特殊的典型的同种异体尸体肾移植的案例。

② 亲属肾移植：亲属间进行的肾移植。如父母与子女或子女与父母之间，兄弟姐妹间肾脏移植等。目前，西方国家有50%以上的肾移植手术为亲属活体供肾。

案例：王××，男，40岁，患有因"慢性肾功能衰竭"至昆明医科大学第一附属医院就诊，完善相关检查后于2005年5月20日在麻醉下行"亲属活体供肾移植术"，术后患者各项指标逐渐恢复正常，由于供肾者是患者的同卵双生的兄弟，供体器官不具有抗原性，跨越了免疫学障碍，因此患者无须长期服用免疫抑制剂，并且术后远期效果良好。

③ 夫妻间肾移植：结婚一年以上（有过生育的更好），应血型相同或供者为O型，但要做白细胞抗原配型。夫妻间供肾移植的存活率等同于有血缘关系的亲属活体供肾移植，因为长期在一起生活的夫妻，在生活环境、饮食习惯上很相近，而且因为性生活的密切接触，在生育过子女之后，双方体内就会有细胞的嵌合、抗原的交换、组织有相容的地方，从而形成免疫耐受，术后排异的可能性变小。

案例：陈××，男，37岁，因患"尿毒症"至昆明医科大学第一附属医院门诊就诊，完善相关检查后于2016年4月22日行肾移植术，该患者的移植肾来源于妻子，术后患者定期随访，按医嘱正确服药。

3. 肾移植的发展

（1）国内肾移植发展历程：1960年，吴阶平院士率先成功完成第一例人体肾移植，20世纪70年代肾移植在全国正式展开并推广。自1989年以来，我国每年实行肾移植1000例以上，至1994年底累计13594例（次）。至1998

年底，肾移植总数达2万余例。至1993年底，接受肾移植手术1年后生存率从1984年的86.7%上升到93.7%，长期存活率也呈现逐年上升的趋势。

2000年5月，国内肾移植累计已达2.53余万例（次）。我国每年进行肾移植手术4000多例，位于亚洲之首。

（2）国外肾移植发展历程：1936年，苏联医生沃罗诺伊进行了最早的同种肾移植。1954年，在美国波士顿的布里格姆医院，约瑟夫·默里医生做了世界第一例纯合双生子间的肾移植手术获得成功，开辟了器官移植的新纪元，为其他器官移植奠定了基础。1955年，美国医生将糖皮质激素应用于肾移植手术中，将同种肾移植推向另一个新高度。1962年，硫基嘌呤的使用提高了肾移植的成功率。随后淋巴细胞免疫球蛋白制剂的推广以及脾切除术抑制排异等方法为移植的成功铺平了道路。

（3）现代肾移植的现状：肾移植作为当今公认的治疗终末期肾脏疾病最理想的方法越来越受到社会各职业人群的关注。1933年，乌克兰外科医生Voronoy进行了第一例人体同种异体尸肾移植，虽然以失败告终，却是人肾移植最早的尝试。1936年，苏联医生沃罗诺伊进行了最早的同种肾移植，并发现了输血对延长肾移植存活率有益。目前，肾移植已在世界各地成功开展及普及。由于等待肾移植的患者的数量远远高于移植器官的来源，使大部分患者只能靠维持性透析来维持生命。由于肾移植手术数量及患者对肾源的需求量增加，尸体供肾也成为肾移植的供肾器官来源。在欧美国家，尸体肾移植得到了大力推广。目前，广泛被认同的观点指出：腹腔镜供肾获取术比传统意义的开腹手术具有较明显的优势，可针对某些特殊的情况，但开放手术仍不能完全被取代。腹腔镜手术有创伤少、术后恢复快的优点，但对手术技术要求高、价格昂贵、手术时间较长，并发症较开腹手术多。开放性手术仍然具备手术时间短、费用低廉、安全性较腹腔镜高的优点，尤其在有肾血管解剖变异时，开放性手术仍有一定的适应证。由于人体供肾器官的供不应求起始于人们开始积极探索异种肾移植。随着血管吻合技术、组织器官低温保存等技术的发展及免疫抑制药物（尤其是环孢素）抗排斥反应的积极应用，肾移植最有前景的方向转移到了器官克隆及组织工程方面，这两种技术可以从根源上解决肾移植中供体来源短缺和组织配型困难的问题，也降低了术后服用免疫抑制剂后的不良反应。肾移植技术是解决终末期肾病患者尿毒症最重要的治疗手段。目前，我国在肾移植临床应用上依然存在多障碍，如何正确应用移植手术方法、降低免疫抑制剂的不良反应及并发症并加强肾移植术后并发症的预防管理等成为解决肾移植领域主要问题的核心。随着异种器官移植、干细胞和组织工程学等领域研究的探索与发现，肾移植技术发展正面临新的发展契机。潜在的新方案不仅可以解决供体来源短缺矛盾，还可以延长肾移植患者移植肾的使用寿命。

血液透析和腹膜透析是目前应用最广泛和最基础的肾脏替代治疗，适用于大部分尿毒症患者。那么这两种透析方法和肾移植之间各有什么优势和不足呢？我们可以通过一个对比图来了解一下：

两种透析法和肾移植的对比

	治愈性	便捷性	经济性	愈后
腹膜透析	对水分毒素的清除较血透稳定	每日更换3~4次腹透液，晚上腹透液可留腹过夜；无需机器配合，只需在腹部留置一根腹膜透析管	价格低廉，基层医疗单位即可开展	不能完全治愈，只能维持生命
血液透析	可高效带走水分、中大分子毒素，对小分子物质的清除高于间歇性腹透4~5倍，清除率较大，容易出现透析失衡综合征	患者需提前几月行动静脉内瘘手术；血液透析一般每周2~3次，每次4小时；需要机器配合治疗	相对腹透价格较高	不能完全治愈，只能维持生命
肾移植	是彻底治疗终末期肾病的有效方法	施行手术后不影响正常的日常生活	手术费用以及后期的复查及术后免疫抑制剂的花费	可治愈，但须终身服药和复查

自1954年成功进行了孪生兄弟间的肾移植后，肾移植手术在世界及我国各大医院得到广泛开展和全力推广。目前，在手术部位和手术方式的选择、术后的管理及免疫抑制药物的应用等方面已日渐趋于成熟。国内开展肾移植手术的综合性临床医院积累了大量的成功的经验，移植质量、数量与水平，尤其是近几年的移植效果，已可与国外相媲美。在供肾来源严重短缺的今天，活体肾移植的推广为广大尿毒症患者带来了福音，但法律和伦理学问题是第一道门槛，供者的健康和利益是手术医生、患者家庭和社会共同关注的重点。我们必须把供者的利益放在首位，严格评估，严格按照规章制度和程序进行活体肾移植工作，是我国的肾移植工作健康有序的发展的第一道坎，为广大尿毒症患者切身利益考虑及其亲友服务。那么到底什么病人适宜接受肾移植手术，又有什么病人可以成为供体提供移植肾，这就是接下来为大家介绍的内容。

二、肾移植的适应证和禁忌证

在这里先给大家介绍肾移植受体选择上的适应证和禁忌证，供体的选择将在后面的章节为大家详细阐述。

1. 肾移植的适应证
（1）心肺功能良好能耐受手术者。
（2）年龄在65岁以下全身状况良好者，年龄绝非必需因素。
（3）各种原因导致的不可逆终末期肾病。
（4）活动性消化溃疡术前已治愈。
（5）肝炎活动已控制肝功能正常者。
（6）新发或复发恶性肿瘤经手术等治疗后稳定2年以上无复发。
（7）结核患者术前经正规结核治疗明确无活动者。
（8）无精神障碍和药物成瘾者。

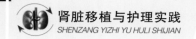

2. 肾移植的禁忌证

可分为绝对禁忌证和相对禁忌证。

（1）绝对禁忌证

① 近期心肌梗死。

② 全身严重感染、肺结核、消化性溃疡和恶性肿瘤患者，不能考虑肾移植。因在移植后应用免疫抑制药和糖皮质激素时，疾病可能迅速恶化。

③ 顽固性呼吸衰竭，进行性肝脏疾病，严重泌尿系先天畸形，凝血机制紊乱等。

④ 持久性凝血功能障碍者如血友病。

⑤ 进行性代谢性疾病（如草酸盐沉积病）。

⑥ 未治疗的恶性肿瘤患者。

⑦ 估计预期寿命小于两年。

⑧ 当肾脏疾病是全身疾患所引起的局部表现时，不能考虑肾移植。因为这一疾病将可能蔓延到移植的肾脏，造成移植肾脏失去功能，如淀粉样变性，结节性动脉周围炎和弥漫性血管炎等。

（2）相对禁忌证

① 消化性溃疡。对接受肾移植者必须了解有无消化道溃疡病史，做好消化道检查，如发现有溃疡病应给予治疗。因为肾移植后，需应用大量的糖皮质激素和大剂量的免疫抑制药，这些药物可引起消化道溃疡出血，从而增加移植者的病死率。

② 感染灶。有活动性感染灶者不可做肾移植。移植前必须详细检查患者呼吸道、泌尿道有无感染灶存在，如存在感染，需采取措施治愈。对于巨细胞病毒所引起的中耳炎、龋齿、扁桃体炎、鼻窦炎等，应彻底治疗。

③ 心血管状态。尿毒症患者往往有心血管系统的并发症，经透析治疗，其高血压、心力衰竭等心血管并发症大多数可以被控制，但有5%左右的患者虽然经足够的透析，仍不能纠正其高血压，可能是血浆内肾素增高的原因，如果做肾移植，则考虑在移植前把病肾摘除。

④ 肝炎病史。活动性肝炎患者不宜做肾移植，乙型肝炎表面抗原阳性虽不列为肾移植禁忌证，但转为慢性活动性肝炎者相对较多，术后长期应用免

疫抑制药可促进乙型肝炎病毒复制，加重肝脏损害。因此，在选择有肝炎病史的受肾者应慎重，乙型肝炎表面抗原转阴后转氨酶正常6个月以上方可接受肾移植。

⑤ 免疫检查。淋巴细胞毒抗体或PRA（群体反应性抗体）强阳者不宜肾移植。

⑥ 下尿路解剖和功能异常。尿道狭窄、挛缩膀胱、神经炎性膀胱等导致尿路梗阻、排尿不畅，如在肾移植前无法纠正，术后将影响移植肾功能的恢复。

⑦ 肿瘤。非转移肿瘤治愈后2年无复发者可考虑做肾移植。

⑧ 神经系统。精神病和精神状态极不稳定者不宜肾移植。

除此之外，有部分患者须在移植肾前将切除原有病肾，这一部分患者包括：

① 顽固性高血压降压药物治疗无效者。

② 双肾患有肿瘤者。

③ 严重的肾盂肾炎、细菌尿存在者。

④ 多囊肾体积巨大或伴有感染、严重高血压和血尿者。

⑤ 大量蛋白尿引起低蛋白血症水肿者。

三、肾移植的前期准备

对于一名即将进行肾移植手术和提供移植肾的供体而言，在进行肾移植手术之前应该怎样进行充分的准备（这里所讲的准备是还未确定是否可施行肾移植手术）？在准备齐全后还需要供肾者和接受移植肾的患者存在一个合适的契机。

供肾者又分为亲属活体供肾和尸体供肾，两者存在共性和不同。

如若我们评估的对象是亲属活体供肾，基本的医疗评估包括以下几个方面：

1. 组织配型

人体中存在有核细胞（指白细胞、血小板及各种组织细胞），在其细胞膜上存在着同族抗原，作为反应遗传类型组织细胞的特异性，对于组织移植能否成功起决定性作用当供肾者组织抗原与受肾者组织抗原相同或近似时，则被认为是"自我"的物质，不引起免疫反应，可以接纳而不被排斥。若两者不相同，则被认为是"非我"的物质，可引起免疫反应，移植物随之被排斥，难以存活。移植肾是否能存活，须看供肾者与受肾者之间的组织相容性抗原是否一致，不一致即可引起移植免疫反应。

组织配型的原理与方法：为避免发生超急排斥，必须进行组织配型，常见的组织配型有4项。

（1）ABO血型配型：人类的红细胞血型有多种，其中主要是ABO血型系统与移植关系密切。实行肾脏移植手术，事先必须进行严格的血型化验，使供肾者与受肾者血型相符，血型配型的原则如下表：

供肾者血型	受肾者血型
O型	O型
O型	A型
O型	B型
O型	AB型
A型	A型
A型	AB型
B型	B型
B型	AB型
AB型	AB型

血型不合会引起血细胞聚集和移植肾脏血管内血栓形成。因此，器官移植中的血型相容性选择原则对提高肾移植成功性有至关重要的作用。

（2）补体依赖性淋巴细胞毒交叉试验：供受体交叉配型（CDC），即用于识别患者可以接受的HLA抗原。CDC被认为是肾脏移植前预测严重排斥反应最重要的实验。CDC实验的目的是分析患者是否存在抗供体的HLA体液免疫性抗体。淋巴细胞毒交叉试验的正常值为<10%，如>15%为阳性。该实验是这几项试验中最关键的参考指标。一般条件下考虑选择数值最低的受肾者接受肾移植。

（3）人类白细胞抗原系统（HLA）：人类白细胞抗原是机体中最为复杂的抗原系统，其中与移植密切相关的一种系统为HLA系统，在同种移植中有着重要作用。但HLA不同位点的抗原所起的作用不完全相同。目前认为，HLA-DR抗原最为重要，HLA-A和HLA-B抗原次之。随着肾移植工作大力开展，组织配型工作的不断发展，将会建立HLA配型网络，协助进一步提高肾移植长期存活率。

临床数据表明，肾脏移植中，供受体之间HLA相相配比不相配预后好。而且临床上肾移植时，要首先选择与受体HLA-Ⅱ类相合的供体，其次选择与Ⅰ类抗原相匹配的供体，Ⅱ类抗原的匹配比Ⅰ类抗原的匹配更重要。

（4）群体反应性抗体（PRA）：PRA是判断移植患者免疫状态常用指标。肾移植患者术前必须检测血清中是否存在HLA抗体。根据检测结果判断患者的免疫状态和致敏程度。致敏程度分为：无致敏PRA=0～10%；中度致敏PRA=11%～40%；高度致敏PRA>40%。目前认为中，高度致敏与超排关系密切。

2. 全身状况的医学鉴定

为确定供肾者体内潜在的疾病风险需仔细询问病史，包括① 心血管危险因素；② 糖尿病及其家族史；③ 感染性疾病史；④恶性肿瘤病史；⑤慢性肾脏疾病；⑥ 吸烟和药物或乙醇成瘾史、吸毒者；⑦ 精神病史，精神障碍史；⑧ 慢性真菌或寄生虫感染；⑨ 妇产科慢性疾病史；⑩ 高血压和高血脂。

3. 肾功能

肾功能评估对保证捐肾者残余肾功能正常及受者移植安全性至关重要。捐献者术前肾小球滤过率（GFR）一般应大于80mL/min。

4. 蛋白尿

24小时蛋白尿低于150mg为正常。尿蛋白与肌酐比值<0.2可排除显著性蛋白尿，适合捐赠；直立性蛋白尿仅发生于直立体位，24小时蛋白排泄通常

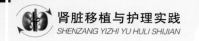
不超过1g，可行捐赠，但应与严重肾小球疾病合并直立性蛋白尿鉴定；由骨髓瘤、外毒素、严重淀粉样变性导致的黏液蛋白管型不适合捐赠。

5. 白细胞尿

如为可逆性损害或为不复杂尿路感染，可行捐赠。

6. 镜下血尿

如捐赠者存在无症状镜下血尿且无明确原因如感染、月经等，应间隔数天复查检查3次，如2次或2次以上为阴性，可以捐赠；如2次或2次以上为阳性，需进一步进行病原学、影像学、膀胱镜等检查，排除常见泌尿系统疾病，无泌尿系原因则需行肾穿刺活检。

7. 供肾者恶性肿瘤

检查中应仔细排查隐匿性恶性肿瘤，没有肿瘤相关病史，不需对肿瘤标志物进行常规检查，低度恶性非黑色素皮肤癌患者可作为供者，患有已经治疗或未治疗的其他恶性肿瘤不应供肾。既往史中有下列情况可作为供者：可治愈的特殊癌症，并可除外转移。

8. 体重指数

BMI超过30是肾脏捐赠的相对禁忌证，超过35是绝对禁忌证。

尸体供肾的适应证：① 同意器官捐赠；② 年龄11～65岁；③ 无恶性肿瘤（黑色素瘤外的皮肤癌、宫颈原位癌、未行脑室腹腔分流的脑瘤除外）；④ 无腹腔感染，无全身脓毒血症；⑤ 无传染性疾病：HIV（－）、HIV－Ⅰ（－）、HBsAg（－）、HBcAb（－）、HCVAb（－）；⑥ 个人史良好；⑦ 凝血酶原时间正常；⑧ 肾功能正常；⑨ ABO血型相同或相溶。

尸体供肾的禁忌证：

（1）绝对禁忌证：① 年龄＞70岁；② 慢性肾病；③ 有转移性恶性疾病；④ 未治愈的细菌性败血症；⑤ 严重高血压；⑥ 最近有静脉注射吸毒者；⑦ 热缺血时间过长；⑧ HBsAg、HIV阳性者；⑨ 急性肾衰少尿期。

（2）相对禁忌证：① 轻度高血压；② 已治愈的感染性疾病；③ 年龄＞60岁或＜5岁；④ 无少尿期的急性肾小管坏死；⑤ 供者患有内科性疾病，如糖尿病，SLE；⑥ B和C型肝炎血清学阳性；⑦ 小肠穿孔合并肠内容物外溢；⑧ 高度危险行为者。

　　下面主要介绍活体供肾所遵循的原则，包括：法律原则、伦理学原则、知情同意原则等。

四、法律原则

　　2007年3月21日国务院通过《人体器官移植条例》，并于2007年5月1日实施。2009年卫生部制定了《关于规范活体器官移植的若干规定》。《人体器官移植条例》和《关于规范活体器官移植的若干规定》是目前我国活体器官移植工作的基本性法律文件。规定指出开展活体肾脏移植的卫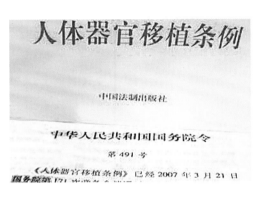生机构仅限于卫生部准入的指定机构；活体器官捐献者必须年满18周岁且具有完全民事行为能力；接收人限于配偶（仅限于结婚3年以上或者婚后已育有子女）、直系血亲或者三代以内旁系血亲，或因帮扶等形成亲情关系（仅限于养父母和养子女之间的关系）的人员。同时要求医疗机构向相应的移植数据中心上报人体器官移植数据。公民捐献其器官应当有书面形式的捐献意愿，对已经表示捐献其人体器官的意愿，有权予以撤销。

五、伦理学原则

　　活体肾脏移植最大的伦理学问题是一个家庭和个体的"风险收益比"的评估。只有在利益大于风险、并且捐献者及其亲属完全自愿的情况下进行的活体捐献器官，才是伦理学可以接受的。根据《人体器官移植条例》规定：

器官移植准入或指定的医院或机构必须成立"人体器官移植技术临床应用和伦理委员会"。在进行活体器官摘取前，医疗机构伦理委员会主持人体器官移植技术临床应用和伦理听证会，邀请医学、法学、伦理学、社会学等方面的专家和活体器官捐献者本人及其家属参加，确认符合法律、法规、医学伦理学和医学原则、是活体器官捐献者本人真实意愿，无人买卖人体器官或者变相买卖人体器官后，方可进行活体器官移植。

由于尸体器官来源严重不足，人们才考虑活体捐献，而且活体捐献呈现日趋上升的形式。在伦理学上，不允许为挽救一个人而牺牲另外一个活人。因此，必须按照公认的医学科学准则进行器官捐献，换言之，权衡利弊地施行利益与风险评估。只有在利益远大于风险，并且捐献者完全自愿的情况下进行活体器官才可被医学伦理接受。

目前，有些大众媒体的报道有可能误导公众：如果对活体捐献这样一个理想的道德行为过度渲染，容易自然而然把这种自愿的道德行为变为义务的道德行为，随即就会产生这样一种社会观念：如果你没有在你家属需要接受你的器官进行移植的时候把器官捐献出来，那你就是不道德的，也会受到社会舆论的谴责。潜移默化地就会无形对社会的道德观和价值观产生影响，以影响社会的安定。

2006年3月16日，卫生部颁布《人体器官移植技术临床应用管理暂行规定》，规定了开展器官移植手术的医疗机构的准则和资格认证。同时也呼吁社会人群学习有关器官移植的伦理知识：器官移植机构要设立伦理委员会，明令严禁一切非法形式的器官买卖等。同时规定填补了行业法规的空白，防止不法器官买卖分子钻法律空子。

器官移植是救命的技术，而不应该是用来赚钱的技术。关于器官分配的这个问题，如果分配依据依照购物支付水平来衡量，意思就是富人能优先享有器官移植，而穷人不能，这是不公平的。国际社会反对旅游移植（变相买卖），也是从这个角度出发考虑问题。2013年2月25日，原国家卫生和计划生育委员会、中国红十字会总会联合召开全国人体器官捐献工作视频会议，要求各地卫生行政部门加强器官移植监管，切实保障人体器官捐献工作法制化、规范化的开展。中国器官移植进入新时代：公民逝世后器官捐献。

六、知情同意原则

器官移植工作者必须做到让活体供者对捐献器官必须完全知情同意，不能有任何商业交易的目的强迫捐献者。必须告知供者所有与器官捐献相关的风险和利益，以及器官捐献的相关的知识，不能有所隐瞒，前提必须是供者完全自愿。同时，移植工作人员应该做到供者和受者及相关家属必须能够理解和自愿接受所有已告知的相关内容，并且签署《知情同意书》《手术同意书》和《自愿捐献书》等相关文件。

人体器官捐献应当遵循自愿、无偿的原则。公民享有捐献或者不捐献其人体器官的权利；任何组织或者个人不得强迫、欺骗或者利诱他人捐献人体器官。公民生前表示不同意捐献其人体器官的，任何组织或者个人不得捐献、摘取该公民的人体器官；公民生前未表示不同意捐献其人体器官的，该公民死亡后，其配偶、成年子女、父母可以以书面形式共同表示同意捐献该公民人体器官的意愿。

以上所述就是作为亲属供肾者和尸体供肾在供肾前需完成的相关医疗评估以及必须了解和告知的相关法律知识。作为移植肾者也许完善一些必须的、相关的检查，以及心理和经济方面的准备。

行肾移植手术前，医生也会将相关事项告知患者及其家属，就是肾移植前的思想准备：当患者决定进行肾移植手术的时候，就应该有意识的去了解有关肾移植的相关知识，包括术前常规的准备，手术的基本过程和术后并发症及相关术后康复及随访的注意事项。通过了解这些知识，可以减少心理焦虑，保证在术前有一个良好的心理素质。肾脏移植手术后尽管大部分患者恢复顺利，但就目前为止尚无一个健全和完备的预测术后效果的标准。其中的原因多种多样，主要原因是移植后的排斥反应，贯穿于整个术后过程。而排斥反应的发现，在一定程度上可以避免贻误治疗时机，甚至避免更为严重后果这需要患者、家属和医务人员的积极配合，但无论如何患者术后终需终身服用免疫抑制剂，还要配合随诊及治疗。由于术后长期服用免疫抑制剂使机体的自身免疫能力降低，可多发有肾脏以外的并发症，如各种致病微生物、病毒、真菌的感染，肝脏功能损害等并发症。还有一些病例，由于术后多种原因，移植肾脏功能不全，不得不切除移植肾脏。因此，肾移植术后需要患者、家属和医护人员的共同配合。换句话说，肾移植术后恢复过程中存在较多相互影响的因素，要做好充分的思想准备。术后应该积极配合医生，并准确服药，做好术后随访，不得有任何延误。

前面给大家介绍了配型，这里就不详细说明了，但是需要强调的就是它的重要性，因为关系到众所周知的一个移植后的排斥反应，也与患者术后的生活质量息息相关。

肾移植手术的患者手术前还需要进行充分的血液透析，血液透析前应该做些什么准备呢？为什么术前一定要血透？下面就给大家解惑。

在血液透析的过程中，需将两根针插入永久性血管入口，一根针将血液引出至体外，另一根针则将过滤后的清洁血液输回体内。任何一个时刻都只有约一杯量的血液留在体外，血液从体内被抽出后需要向血管或人工肾脏注入抗凝剂，防止血液在血管或人工肾脏中过滤时出现凝结现象。血液流经人工肾脏时，血液中的废弃成分和多余的水分被清除掉。然后清洁的血液通过气压指示器，然后，血液通过静脉针流回体内。在透析过程中，血液中的某些溶质通过体外循环，并经人工肾中的透析膜而扩散去除，体内蓄积的水分通过超滤作用而有效控制，这样确保透析效果的准确性和可预测性，血液透析需要建立体内、外循环相连的快速血液通道，为达到这一目的，我们就需要建立自体动静脉内瘘通道。总的来讲，透析的方式与移植选择无关。因为在透析的过程中，需要的血流量很大，普通的静脉根本无法满足需求，为到达高效置换代谢产物、毒素和水的作用，我们需要在患者前臂建立一根瘘管。瘘管是什么？瘘管就是将动脉和静脉连接在一起，通过扩张静脉从而增大血流量，瘘管安置成功后需要8周才可以使用，如果术后手臂出现肿胀，应该将手抬高，位置应该高过心脏，以减轻肿胀，并且在建立瘘管的那只手不能做任何有创治疗。在透析前，需要检查患者的体温、脉搏、呼吸、心率、体重、胸透、血管入口情况等。如果患者在血液透析后出现疲倦、嗜睡、无力、呕吐、肌肉抽搐等情况，提示可能出现了透析失衡综合征。腹膜透析较血液透析已经得到广泛开展和应用，它是利用能运转液体和溶质的特性，与血液透析在原理上有质的区别。

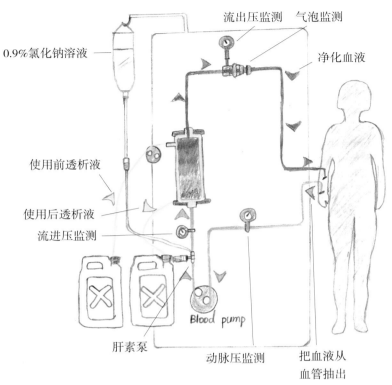

0.9%氯化钠溶液

流出压监测　气泡监测

净化血液

使用前透析液

使用后透析液

流进压监测

Blood pump

肝素泵

动脉压监测

把血液从血管抽出

血液透析基本流程简图

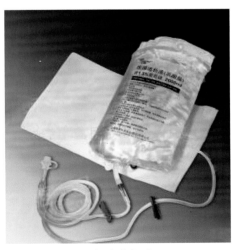

腹膜透析液

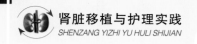

腹膜透析（PD）

利用自身体中的
腹膜净化血液

是在家里进行的治疗方法。白天每隔4～8小时（每次治疗30分钟左右）进行的方法（CAPD）。每个月只需去医院1～2次。

虽然有个体差异，但此种透析治疗可以保证残留的肾脏功能维持时间更长，可以使得无尿的情况延迟发生。

白天进行的治疗

特点

全部手工操作，又叫"不需机器的透析"
每天3～4次手工换液

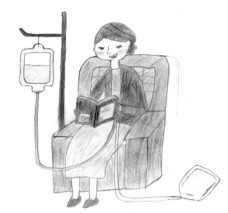

腹膜透析简易图

　　腹膜透析是利用腹膜作为半透膜的特性，通过重力作用将配制好的透析液规律定时经导管注入患者的腹膜腔。但腹膜透析发生腹膜炎机会多。血透准备：肾移植术前透析的时间与频率，一般来讲，总的透析时间不应短于3个月，总次数不应少于30次，每周需透析3次每次应透足3～5小时，移植前24小时内，还应增加透析1次，所增加的这一次必须无肝素（也就是不能使用肝素），以减少和降低肾移植术中、术后出血的概率。移植前透析的目标是使透析前肌酐水平不高于780 μmol/L，透析后肌酐降至390 μmol/L，这样才能有利于肾移植术后肾功能改善。

　　肾移植前进行血液透析的目的也就是有效的清除过多的水分和毒素从而纠正水电解质紊乱和酸中毒，有效减轻尿毒症症状，这对于患者能够耐受肾移植手术和后期免疫抑制剂的治疗极有帮助。

同一般手术一样，肾移植术前也需要完善相关的常规检查：

术前常规检查（一般在血液透析后3个月即可进行肾移植的常规检查），包括：

各种常规：血常规、尿常规、大小便常规及大便潜血试验等。

免疫方面：免疫球蛋白、淋巴细胞亚群等。

微生物方面：咽试子、痰及中段尿细菌培养。乙型肝炎表面抗原测定等。

生化方面：肝功能（包括转氨酶、胆红素总蛋白、白蛋白）、血糖、各种电解质、肾功能等指标的检查。

各种影像学检查：胸片、泌尿系平片、肝脏、脾脏、胆囊、胰腺及双肾超声波检查和超声心动图。

对于营养状况较差的，医生还需要纠正贫血和低蛋白血症。近年来认为术前给接受移植者输全血可以提高移植肾的存活率，但输血也有缺点，一是同时输入毒性抗体，二是增加感染的几率。近年来重组人促红素应用于临床，可在一定程度上纠正贫血，使移植前输血的患者大大减少。对于术前患有营养不良、低蛋白血症的患者，术前可输注人血白蛋白，术后也可继续使用，促进患者的恢复。

如何选择肾移植的时机呢？这也是也是影响肾移植手术质量的一个关键因素。经常听到患者这样问医生："医生，我们什么时候可以换肾？能不能现在给我们换肾？"多年的研究和移植经验告诉每一名患者和医生，移植手术选择的时间具有科学性和依据的，并不是越早越好。那么究竟该怎样选择这个恰到好处的时机呢？当然，需要病人和医生考虑的因素是多方面的。首先要求患者在接受换肾前最好能进行3个月左右的透析治疗，这一条我们在前面也提到过了。另外，经过一段时间的透析治疗我们要求的淋巴毒性试验阴性（<10%）。再者，还需要考虑到患者的家庭经济状况，这个因素也会导致患者的手术提前或者推迟。最后，直系亲属第二或者第三次移植时，原则上再次移植间隔时间应该在半年以上，其目的在于使抗体水平下降，有利于提高再次手术的成功率。

接下来受普遍家庭关心的问题就是做一个肾移植手术所需要的花费。肾

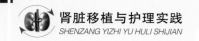
移植手术费用只是移植肾脏的开端费用，而出院后续的随访和服用免疫抑制剂的费用才是重头，没有一定的经济支持就无法保障人/肾存活。器官移植费用昂贵是众人知晓的，这个费用是永久性的，现在我国肾移植5年以上长期存活率不如1～3年存活率，其中一个原因就是患者没有能力长期坚持按时服用免疫抑制剂，故移植前须向患者说明移植费用使用情况，使他们及其家庭有足够的经济准备。

事物都有两面性，既然做完肾移植手术后有那么多的优越性，那肯定也存在一定的风险和术后的并发症，这也是在手术前医生会重点并且详细和每一位患者及家属叙述的内容，也是尊重他们的知情权。主要包括了以下几个方面：

1. 生命危险

手术时的生命危险比其他病患的要大。终末期尿毒症患者很多都伴有慢性心功能衰竭、肝功能不良、消化功能异常、内分泌及代谢紊乱等，由于患者在尿毒症期，透析不可能将体内毒素彻底排除体外，毒素在体内的慢性集聚量很大，这些毒素在体内长期聚集会对心、脑、肝、肺、肾、胃肠道、内分泌、代谢等功能产生严重的影响。手术时，由于麻醉的作用、手术的打击、术中的失血诱发等因素，可以使上述的各器官功能不良状态恶化，甚至出现多器官功能衰竭，使患者丧失生命。尿毒症患者的水电解质平衡和酸碱失衡会诱发心跳与呼吸的骤停。尿毒症患者常处于贫血、低蛋白血症等状态，应对麻醉和手术等重创的能力较弱，更易出现循环与呼吸衰竭。

2. 肝功能损害

主要为HBsAg阳性对肝脏的影响及移植术后药物的影响。

（1）肝炎与肝炎病毒：尿毒症患者在进行血液透析是发生交叉感染的机会增多，故此类患者感染肝炎较之普通人群更高。

（2）药物因素：理论上讲，肝脏是个解毒器官，任何药物都必须通过肝脏的分解与合成代谢后方能成为对机体有益的成分，肾移植患者长期服用的免疫抑制剂在发挥药物免疫抑制作用的同时，亦给肝脏带来了严重的负担，如果超过了肝脏对药物代谢的能力就会对肝脏造成损伤，包括对肝细胞及各级胆管的损伤。肾移植术后发生的肝功能损害，绝大部分的病例通过适当的保肝治疗可以痊愈，但也有少部分患者不能康复，最终出现肝功能衰竭而结束生命。

（3）感染：肾移植患者的感染发生率远远高于正常人群，其原因为多种：供肾取肾增加了与外界环境接触的概率，导致感染风险的增加；患者贫血，白蛋白较低，使得术后抗感染能力差；最主要的因素为肾移植患者术后为防止排斥反应的发生而大剂量使用免疫抑制剂，患者的免疫力下降，在一般人群中不会引起感染的微生物对肾移植患者却极易造成机会性感染。

（4）移植肾排斥：肾移植术前多种组织配型即是为了降低肾移植的排斥反应，另外各种免疫抑制剂的问世和应用，明显减少急性加速性排斥反应与急性排斥反应，因此肾移植的成功率显著提高，肾移植术后的人/肾近期远期存活率大大改善，10年以上的人/肾存活率已超过50%。即使如此，肾移植术后的免疫学障碍问题尚未得到完美的解决方案，肾移植患者仍然面临因发生排斥反应而导致肾移植失败的可能。围手术期可能出现的排斥反应包括超级性排斥反应、急性加速排斥反应和急性排斥反应3种。慢性排斥反应常发生于手术3个月之后，多见于手术一年以后。超急性排斥反应发生于术中或术后24小时以内，如果发生表示此次手术的失败。急性加速性与急性排斥反应在经过及时而有效的治疗的之后，80%以上有回旋余地，部分患者由于排斥反应剧烈且对各种抗排斥治疗药物无反应而导致移植肾丧失功能。慢性排斥反应发生后，一部分患者能通过调整免疫抑制药物的剂量使肾功能逐渐恢复或改善，部分患者移植肾功能缓慢丧失；等待再次或多次进行肾移植。

（5）感染的潜在威胁：肾移植术后患者必须终身服用免疫抑制剂，只是移植早期用量较大，以后随着时间推移，服用量将会减少。潜在感染的机会早期较大，免疫抑制服用量减少后，机体抵抗力渐增强，感染的机会也就随之减少。移植受者机体免疫抑制的程度决定了感染潜在的危险性。感染源可以为普通的细菌，也可为其他真菌和病毒（以巨细胞病毒为主），临床上，由于对移植患者发热的病原菌的检测和确定相当困难，加之临床表现不明显，以至于容易延误治疗，甚至导致移植肾的丧失，严重感染也是移植受者

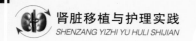
死亡的原因之一。

（6）影响社会就业：肾移植患者半年后其抵抗力渐增强，可以参加一定的社会性工作，不应将自己关在家里，不与外界接触。医师应鼓励患者回归工作岗位，这样有益于身心健康。当然应该避免高强度重体力的工作。但有些患者，尤其是在我国一些单位效益好，工资与医疗有保障的患者，家庭条件较好的患者常存在着放弃继续工作的念头，他们谨小慎微，过分紧张，这种态度是不值得提倡的。另一种情况，社会、单位将移植受者拒之门外，这会使移植受者日后的生活雪上加霜。患者肾移植术后应对自己有正确的认知，社会对他们应一视同仁。

（7）婚姻和经济危机：肾移植术后的患者特别是中青年患者，结婚生子已是经常发生的事，不足为奇。器官移植受者中面临婚姻及家庭危机。未婚者面临择偶的困难和婚后生育的问题，尤其是女性患者，服用免疫抑制剂对下一代生长发育的影响是不可小觑的。已婚的受者，肾移植术后配偶离异不为稀罕，夫妻生活和经济危机恐也占很大部分原因。术后服用的免疫抑制剂的费用，还有各种复查和随诊抽血检查的费用，以及术后出现感染的治疗费都是一笔不小的开支，对于非本地的移植受者还需考虑随诊的路费和期间的生活开支，而且这笔费用并不是一朝一夕的，而是长年累月，直至生命终结。所以，这对于一个家庭来说也算是一个极大的考验，因此手术前病人都应有有长期的思想准备。总之，作为尿毒症患者，透析治疗只是延续生命，但生活质量差，唯有做肾移植，术后才能改善生活质量，回归正常人的生活。

医护人员还会加强重点告知病患及家属的就是要有绝对的依从性。移植患者手术后要进监护室，家属必须要服从护士的安排，术后当天和第一天是不允许进监护室探视患者，术后第二天根据患者的病情，一般只能在护士允许的情况下方可进入监护室探视，探视时必须严格按要求穿戴手术服、鞋套、手术帽和口罩，否则会大大增加术后患者的感染几率。术后的饮食，服用药物的时间都必须严格按照要求执行，否则会影响移植肾的恢复，甚至将会危及患者的生命。

如一切都已准备就绪，决定接受肾移植手术，那么接下来要做的就是肾移植前的术前准备了。这一方面重心是在于医护人员，但是也是需要患者的全力配合。

肾移植手术前，责任护士需要告知患者准备以下物品：腹带（适合患者身高体重）、别针、一次性纸杯、新的洗脸毛巾、脸盆、牙刷和漱口杯、一次性中单、拖鞋、坐便器、便盆（女病人）、体重秤、纸巾、湿巾。着重讲体重秤，在患者术后第三天开始每天早上同一时刻上秤称体重，观察水肿的消退程度。

肠道准备是腹部手术前准备的关键，灌肠是肠道准备的重要手段，传统的灌肠方法有肥皂水灌肠、口服甘露醇或硫酸镁、复方聚乙二醇电解质散（PGEP）等药物导泻。口服PGEP需检查治疗前4h服药，4h内完成清肠，由于口服导泄药物需要大量饮水（1500～2000mL）才能达到清洁肠道的作用，但是由于肾移植手术患者需要限制水钠，故口服导泻剂现在一般情况是不考虑，而是改为灌肠剂清洁灌肠。灌肠剂可选择肥皂水或甘油灌肠剂，无论是哪种灌肠的方法，患者均需要采取左侧卧位，择期手术的患者灌肠时间选择在手术前一天晚上20点进行，急诊手术患者在术前1～2小时进行。若为肥皂水灌肠，则采用0.1%肥皂水1000～1500mL大量不保留灌肠；若为甘油灌肠剂灌肠一般则采用甘油灌肠剂（110mL/支）220～330mL不保留灌肠，操作时灌肠剂插头轻轻插入肛门的长度：成年人9cm，小儿6cm，将囊内的甘油缓缓挤入肠道内，挤完后嘱患者忍5～10分钟。研究表明甘油灌肠剂较肥皂水灌肠有较多的优越性，肠道清洁效果好，不良反应少，使用方便、卫生，操作简单，减少患者反复灌肠的痛苦，冬天还可以减少受凉的机会。

根据患者尿毒症患者的生理特性以及患者本身营养状况的特点，术前（包括透析）应该给予低盐、优质低蛋白、高维生素饮食，改善营养状况，提高机体抵抗力。研究表明：营养不良会导致病人的免疫功能低下，以及并发症的发生。进行肾移植手术前一天晚上

术前饮食

术前12h饮食宜流质、半流质清淡饮食

忌吃：产气、不易消化食物

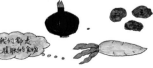

患者晚餐只允许进食无渣的流质或半流质饮食，告知患者不允许进食例如牛奶、豆浆等一类产气的饮食。晚上10点以后不再进食，凌晨以后不再饮水，目的是为了保证手术中的麻醉能正常进行，防止术后出现反流误吸。

消毒隔离病房的准备：肾移植术后患者应该睡监护室，监护室保证正常的温度22～24℃，适宜的湿度为50%～60%。监护室有足够照明的条件及消毒设备，我们科室所使用的就是紫外线消毒灯和空气净化装置，遵医嘱我们每天要给病房消毒两次，即使以后患者搬出监护室，睡到普通病房，责任护士也会交代家属要按时推紫外线灯消毒病房。监护室配备基本的监护仪，微量泵。为了方便准确记录患者每小时的尿量，还应该备有规格不同的量筒和量杯，便于测量多尿期和少尿期患者的尿量，以及测尿比重的仪器。监护室好应该配备无菌的手术衣、手术帽和口罩，方便进入病房的家属探视以及监护室外的医护人员进入监护室内对病人进行治疗和辅助性的护理。术前应该严格打扫监护室的卫生，将监护室彻底清洁、通风，紫外线灯和空气净化器消毒病房大环境，臭氧机对脱去污染大单被套的床单元进行封闭式消毒后更换新的已消毒的大单和被套。0.9%过氧乙酸擦拭监护室内的一切物品和墙窗，含氯消毒剂拖地。

肾移植患者术前如何用药才能尽量保证移植手术的质量呢？术前用药包括好几个方面，其中一个最重要的方面是免疫诱导治疗，我们放在用药的最后一个部分阐述。由于肾移植前的透析导致病人的免疫功能紊乱，以及透析容易给患者造成电解质紊乱以及抵抗力下降等，术前应该每天测量体温2～4次，注意防寒保暖，如发现感染或有感染灶，遵医嘱进行相关的细菌培养，这还需要医生开具使用抗生素的医嘱，所以患者在进行肾移植手术前需要做先锋皮试，目的就是消除现有和潜伏的感染病灶。肾移植患者术前都会有一定程度的肾性高血压及心血管疾病，多在肾功能不全前就已经出现，其发生与肾内缺血关系紧密，也与肾素–血管紧张素–醛固酮系统的激活有关，患者术前血压控制的是否得当与移植术后移植肾功能的恢复有密切关系，尿毒症患者高血压不但可以引起心血管系统并发症，而且难以控制的高血压可使患者肾移植术后出现血浆肌酐水平升高，肌酐清除率下降，蛋白尿以及移植肾功能下降以致衰竭。因此，在护理工作中需护士严密监测患者的血压，同时注意病人有没有因高血压致出血的症状，及时加用降压药物控制血压。有研究表明，高血压也会造成移植肾功能下降，同时又是移植肾功能下降的结果。临床前绝大部分肾病病人存在不同程度的营养不良及贫血，主要与他们长期患尿毒症以及透析有关。根据病人病情适当应用促红细胞生成素改善贫血状况。

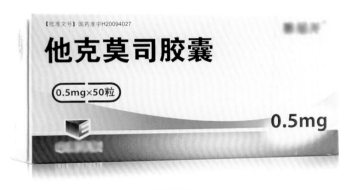

FK506

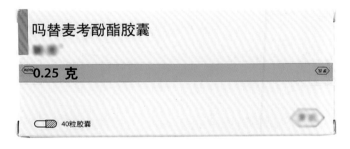

MMF

　　其次术前应用药物以诱导免疫抑制。免疫抑制剂发展更新较快，其疗效逐渐提高而其副作用渐减少，临床医生会根据患者的病情和需要选择适合他们的免疫抑制剂治疗方案。这些方案也会根据他们的临床经验进行适当的调整。根据使用免疫抑制剂方案的不同，术前即完成手术之前所使用的免疫抑制剂及其用量均有所不同，不变的规律是，机体免疫反应早期是最强的，后期则减弱，故早期用药量也最大，以提高手术的成功率，最大限度的减少机体免疫反应。术后使用免疫抑制剂是肾移植的常规及必要的治疗方案。自肾移植开展以来，免疫抑制剂就伴随其成长，克隆技术为将来无排异的移植开辟了新大陆，但是在通往克隆移植的路上，同种移植甚至异种移植依旧是研究的重点对象。免疫诱导必将是移植领域的常胜将军。因此，医务工作者在这条路上还有无限的研究空间。

第二章　肾移植术后指导

一、术后早期生活指导

1. 生命体征

开始时每小时测量一次，待患者生命体征平稳后逐渐减少测量次数。术后如体温＞38℃注意是否发生排斥反应或感染。

体温：成人腋温的正常范围是36.0~37.0℃。

呼吸：正常成人呼吸频率约为16~20次/分。

脉搏：正常成人安静时脉搏约为60~100次/分。

血压：收缩压90~139mmHg，舒张压60~89mmHg。例如：110（收缩压）/75（舒张压）mmHg。

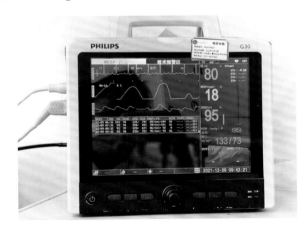

2. 体位

术后4~6小时为去枕平卧位，头偏向一侧，患者清醒及血压稳定后可改为半坐卧位。半坐卧位有助于人体血液的循环及增加了肺潮气量。同时半坐

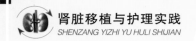

卧位这样的体位能减小腹部张力，使病人处于舒适的状态。由于这种体位可以使腹部肌肉的牵拉受力减少，以达到减轻病人的疼痛感，提升患者的就医体验；同时也使伤口缝线张力减小，有利于伤口的愈合。有利于腹腔引流，使感染局限。

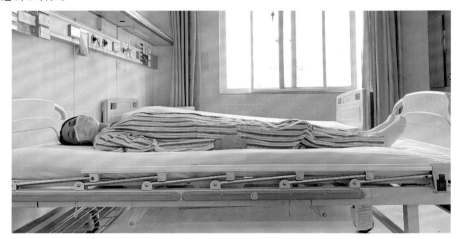

去枕平卧位

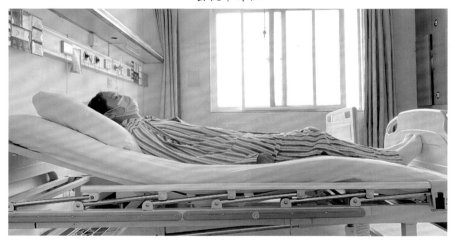

半坐卧位

　　如上图所示，床头摇高30°～45°，移植肾侧下肢髋膝关节水平屈曲15°～25°。

3. 监测尿量与维持体液平衡

详细记录出入量，特别要密切监测每小时尿量，调整补液速度与补液量的依据正是由尿量来衡定的，故尿量是一个特别重要的指标，同时要保持出入量的动态平衡或根据医嘱需要保持净出量或净入量以调整患者体重。

（1）监测尿量：尿量是反映移植肾功能状况及体液平衡的重要指标，术后早期宜维持在200～500mL/h。尿毒症病人由于术前存在不同程度的水钠潴留和术后早期移植肾功能不全，多数病人肾移植术后早期（一般是3～4日内）出现多尿，尿量可达1000mL/h以上，每日尿量可达5000～10000mL，称为多尿期。当患者尿量突然增加迅猛时，既要防止排出过多的电解质以及水分，还要警惕由于尿量多而补液量增加，从而导致了多尿期的延长，一般补液量呈轻度负平衡又不出现脱水现象为宜。保持导尿管引流通畅并防止扭曲受压及脱出，特别应严密监测并记录每小时尿液的量、色、和补液的种类与量，以了解移植肾的功能。

（2）合理补液：① 静脉选择：原则上不能在动静脉造瘘肢体和手术侧下肢建立静脉通道，且术后早期应建立两条静脉通道；② 输液原则：应遵循"量出为入"的原则，多出多入，少出少入。根据中心静脉压和尿量及时调整补液量及补液速度，及时补充水、电解质，维持酸碱平衡，后1小时的补液量与速度依照前1小时排出的尿量而定。一般当尿量＜200mL/h，则补液量等于尿量；尿量为200～500mL/h，则补液量为尿量的4/5；尿量为500～1000mL/h，补液量为尿量的2/3；尿量为＞1000mL/h时，补液量为尿量的1/2。当尿量＜100mL/h，及时向医生报告，造成尿量减少的主要原因有术前过度血透、术中失血等造成的血容量不足、移植肾发生急性肾小管坏死或急性排斥反应等，当血容量不足时需加速扩容。若不是因血容量不足或尿管堵塞造成的尿量减少，报告医生后，遵医嘱协助患者行床旁B超以判断移植肾血流及其他异常情况。在肾移植术后，患者无尿的情况是很少见的，而少尿是相对的，且在肾移植术后的任何时间内都可能出现少尿的情况。检查有无尿外渗，留置的尿管通畅与否，有无吻合口漏，观察补液量是否充足，可选择行补液试验以确定患者血容量状态，反应血容量不足的提示为尿量随补液量增加而增多，反之为移植肾受到了其他损害导致的肾功能异常。24小时出入量差额一般不能超过1500～2000mL；③输液种类：除治疗用药外，以糖和盐溶液交替补给。当尿量＞300mL/h时，应加强盐的补充，盐与糖的比例为2∶1。另外，术后早期一般不补钾；如出现低钙血症应适当补钙。

肾移植术后循环输液补液顺序表

1	0.9%氯化钠500mL 葡萄糖酸钙10mL					
2	5%葡萄糖500mL 胰岛素6iu					
3	乳酸钠林格500mL					
4	5%葡萄糖氯化钠 500mL 胰岛素6iu					
5	0.9%氯化钠500mL					
6	5%葡萄糖500mL 胰岛素6iu 氯化钾10mL					
7	乳酸钠林格500mL					
8	碳酸氢钠125mL					
9	0.9%氯化钠500mL 葡萄糖酸钙10mL					
10	5%葡萄糖500mL 胰岛素6iu					
11	乳酸钠林格500mL					
12	10%葡萄糖500mL 氯化钾10mL 硫酸镁3mL 胰岛素12iu					

4. 切口护理

观察伤口有无红、肿、热、痛及炎性分泌物，视伤口渗出情况及时换药。保持切口敷料清洁干燥，及时发现切口裂开、切口感染等异常表现，观察切口愈合情况，注意查看敷料胶布有无潮湿卷边，及时更换，防止敷料脱落。

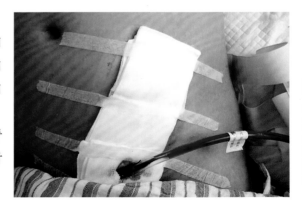

5. 疼痛的观察及护理

麻醉的效果结束之后，病人切口的疼痛感就会慢慢出现，在术后一天内最为剧烈，术后2～3日后逐渐减轻。剧烈的疼痛会影响病人的休息，同时也不同程度地影响到各器官的正常生理功能，故帮助病人缓解疼痛，可达到加速康复的目的。

（1）我们可采用数字疼痛评分法、视觉模拟疼痛评分法、口述疼痛分级评分法等来了解和评估疼痛的程度。

（2）观察病人疼痛的时间和部位、性质和规律。

（3）鼓励病人简要阐述切口疼痛的规律，表达自身的感受。

（4）遵医嘱给予如氟比洛芬酯、地佐辛等镇静、止痛药。

（5）尽可能减少压迫、协助变换体位等使病人感到舒适。

（6）指导病人可通过听音乐、看书、看电影等分散注意力的方法以实现运用合理的非药物止痛方法，来减轻机体对疼痛的敏感性，使病人相对舒适的度过疼痛期。

6. 引流液的观察及引流管的护理

（1）放置引流管的必要性：① 尽管移植术前病人大多采用透析疗法，但晚期尿毒症病人均存在出血倾向，放置引流管有利于血液及渗出物的引流；② 手术创伤、腹膜后一定程度的解剖分离，致使组织间隙渗出物增加。③ 髂血管周围分离，损伤了淋巴管，导致淋巴液积聚；④ 重建尿路可能发生意外，引起尿外渗等。因此，放置引流管有利于及时了解术后创腔的变化，以便及时处理。

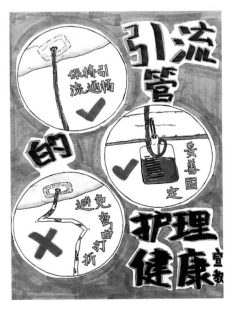

（2）引流液的观察：观察并记录髂窝引流管引流液的液体量、性质及颜色。提示有活动性出血可能的指针为：引出血

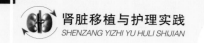

性液体＞100mL/h；若引流出尿液样且引流量持续在200mL/天以上，提示尿漏的可能；若引流出乳糜样液则提示淋巴漏，均应及时向医生报告。

（3）妥善固定好引流管，严防脱出、扭曲、受压，可用别针将负压引流球或引流袋固定于床沿低于伤口的位置，嘱患者翻身活动时应注意避免牵拉导致引流管脱出。

7. 导尿管

妥善固定好尿管，保持尿液引流通畅，避免导尿管受压、扭曲、堵塞等，嘱患者翻身活动或离床活动时，应将导尿管远端固定于大腿上，集尿袋不得高于耻骨联合（膀胱高度）并避免挤压，防止尿液反流。观察尿液的情况，发现尿液浑浊、沉淀、有结晶时，应及时报告医生，定时做尿培养及尿液分析，及时发现感染并处理。如病情允许，病人留置尿管期间，应鼓励患者每日（包括口服和静脉输液等）摄入水分2000mL以上，可以起到冲洗尿道的目的。

（1）如何防止逆行感染？

① 保持尿道口清洁：用碘伏棉球将患者尿道口周围及尿管前端给予擦洗，以达到保持尿道口和尿管清洁的目的，增进患者的舒适度，防止泌尿系统逆行感染。

② 集尿袋的更换：每日定期更换，集尿袋的位置应该低于耻骨联合，防止尿液逆流。

（2）导尿管发生堵塞怎么办？

发生导尿管阻塞原则是应立即处理。可先用20mL注射器抽取无菌0.9%氯化钠溶液行开放式膀胱冲洗，流出不畅可用注射器稍加抽吸（抽吸时不宜用力过猛，以免损伤膀胱黏膜），但吸出的液体不得再注入膀胱，直至让冲洗液自行顺利流出。如冲洗不顺利且病人有不适感或冲洗液只能进而不能出，应停止冲洗，观察患者情况再行下一步决定。

（3）长时间留置导尿可能出现的不适有哪些？如何处理？

① 膀胱刺激征的处理：有些病人在留置导尿管期间常出现膀胱刺激征，表现为尿频、尿急、尿痛，以术后病人少尿的情况及术前膀胱萎缩的病人常

见。可将气囊内水全部抽出待膀胱壁松弛片刻后再减量注入，也可直接将气囊内盐水抽出少许弃去。此期间应防止导尿管滑脱，应妥善固定好。膀胱刺激征较重时，病人会有剧烈的会阴部疼痛感，常不自主地拉扯导尿管或抓挠外阴部，此时应做好相关解释工作，安慰病人情绪并再次强调留置导尿管的必要性。疼痛剧烈时，也可选择药物镇痛。

②尿道口溢尿的处理：在留置导尿管期间，有部分病人还会出现尿道口溢尿情况，此时加强会阴部护理，可予棉垫垫于会阴处，棉垫潮湿时及时更换，保持会阴部干燥清洁，防止感染。通知医生，遵医嘱应用解痉药物，缓解膀胱及尿道痉挛，减轻尿道口溢尿症状。

导尿管的拔除时机选择：

肾移植受者最常见的细菌感染之一就是尿路感染，病人留置导尿管10天以上相比于留置导尿管10天内，尿培养阳性率明显升高，故在病情允许的情况下应尽早拔除尿管，本科室均于术后9～10天拔管。

8. 双J管

双J管、输尿管支架管，又称猪尾巴导管，因两端卷曲，每端形似猪尾而得名。双J管置入时，一端置于移植肾肾盂处，一端置于膀胱内。应用双J管可以保持上尿路引流通畅，有利于手术创伤的恢复，由于其内引流和支架扩张作用，可防止术后输尿管狭窄和伤口漏尿，大部分病人能够解除水肿及输尿管炎症等造成的暂时性梗阻。因无外引流管的限制和不适感，患者可早期下床活动，有利术后康复。目前，肾移植术后输尿管支架管的应用大多数为

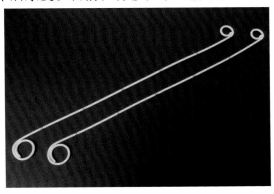

临时性，术后一段时间内需要拔除，否则可能以支架管为核心形成尿路异物引起尿路梗阻及感染。

我科对肾移植手术患者术中缝扎双J管远端，留置单线尾，术后线尾随尿液自行排出尿道外口，拔管时，不借助任何器械，直接牵拉丝线即可拔出双J管，采用此法简单易行，取管无创伤、无痛苦。多数患者在拔出尿管后五天内可将线尾随尿液排出，线尾排出后应嘱患者不能自行牵拉以免拉断丝线或拔出双J管造成置管时间过短。丝线排出尿道口后嘱患者更换衣物或排尿时应注意避免不慎牵出双J管。

9. 观察移植肾的大小

术后1周内应每天观察移植肾区伤口渗血、渗液、局部情况，触诊移植肾体积、质地，听诊局部血管杂音。若移植肾区隆起明显、胀痛、质地变硬常是出血或排斥反应的表现，若移植肾区剧烈疼痛，排尿时加重常是尿漏的表现。

检查移植肾脏的方法，常采用触诊法。肾脏移植于左（右）髂窝内，因距体表较浅，便于医护人员及病人观察其大小及硬度。用移植肾脏手术同侧的手，拇指紧靠食指的最末指关节，五指并拢，使手掌呈三角形，放置于病人腹部髂窝处，轻轻向下触摸，就能触到移植肾脏。食指及手掌部可触及移植肾脏的上极和下极，这就是移植肾脏的长度。拇指和无名指之间可触及肾脏的内外侧，这就是移植肾脏的宽度，整个移植肾脏便在手中。一般移植肾脏的硬度，应与鼻尖的质地相当即中等硬度，且有一定弹性。但应注意在触及移植肾脏的质地时，应避免触及手术缝合部位，以免造成错误的判断。另要切记，自我触诊的感觉应自己与自己比较，家属触诊的方法基本与此相同。当然，这样的触诊不很精确，但有经验的大夫及病人，自始至终地悉心观察病人的话，则可能发现肾脏的一些变化，如肾脏体积大小，肾脏质地软硬，肾脏弹性（张力）的变化，同时结合病人的症状、化验及特殊结果，是可以或有助于做出正确、及时的判断的。

10. 透析管的护理

肾移植术后并不能立即拔除透析管。部分患者会遇到移植肾功能延迟恢复的情况，也就是手术后新肾没有立刻开始工作，只是缓慢恢复工作。这在接受公民死亡后捐献肾脏的肾移植（DCD）患者中特别常见，活体亲属供肾移植的患者中比较少见。在移植肾功能尚未恢复的这段时间，需要给新肾"减轻负担"，用血液透析或腹膜透析的方式清除体内的代谢废物，直到移植肾慢慢地恢复功能，能够支持患者的新陈代谢的时候才能停止。除此之外，也有少部分患者会遇上某些发生得比较早的移植肾排斥反应。超急性排斥反应相当少见，但防不胜防，不仅新肾保不住，患者也有性命之忧。医生会为了保护患者的性命决定切除移植肾，那么对于患者来说就需要继续回归透析。加速性排斥反应常常出现在肾移植手术后几天，这类排斥既难治又容易反复发作，往往导致新肾功能逐渐减退直至消失，患者也常常需走回透析的老路。因此，即便术后早期患者的移植肾功能恢复的非常令人满意，医生也还是会等到患者的移植肾情况稳定后才帮他们取出透析相关的装置。那么，就需要我们做好透析管的护理，保持管路的通畅。防止导管感染，导管处皮肤每周换药2~3次，碘伏棉签由穿刺点环形向外消毒两次，直径大于10cm，消毒后用透明敷料或纱布覆盖，局部禁止涂抹其他药物。尽量避免使用透析管输血、输液或抽血。

肝素封管法：① 用5mL注射器抽出管腔内原有肝素，观察回抽液内有无血栓并连同注射器丢弃；② 用注射器将0.9%氯化钠溶液10mL分别注入动静脉管腔内；③ 根据透析管管腔容量用5mL注射器缓慢注入肝素钠原液，先夹

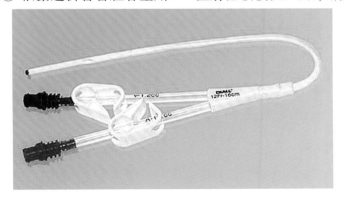

闭夹子，后停止注入，保持管腔内呈正压状态，避免血液反流至管腔中央形成凝血块。

11. 动静脉内瘘的护理

动静脉内瘘是长期血液透析患者的生命线。患者肾移植术后尚未恢复肾功能时，务必要保护好内瘘。维持性透析患者得以有效透析、长期生存的基本条件是血管通路的健康通畅，在移植肾功能尚未恢复的这段时间，需要减轻移植肾脏的压力，用血透或腹透的方式清除体内的代谢废物，直到移植肾慢慢地恢复功能，能够支持患者的新陈代谢的时候才能停止。患者移植肾功能稳定后，根据自身情况，必要时行动静脉内瘘闭合术。

保护内瘘应做到以下几点：① 保持肢体清洁，尤其是内瘘侧；② 为减少碰撞和意外摩擦引起的受伤或皮肤损伤，应避免内瘘部位过多地暴露在外（可罩护腕等）；③ 当必须要进行其他医疗活动时，应尽量避免对内瘘血管做采血、输液等静脉穿刺操作；④ 应当注意睡觉时不向内瘘侧侧卧，内瘘侧肢体不测血压，避免穿紧袖衣服，不提重物等，总之，避免内瘘侧肢体血管受压；⑤ 平时每日触摸内瘘血管有无震颤、杂音，有无红、肿、热、痛；⑥ 肾移植患者对于水分的摄入应严加控制；避免内瘘堵塞；也要注意防止低血压的发生。

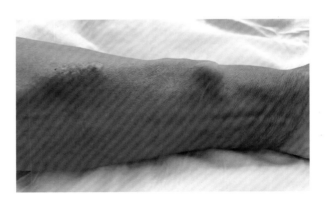

12. 饮食护理

（1）手术后早期及恢复期：肾移植术后通常情况下需禁食1～2天，待肛门排气后、肠道蠕动开始恢复后开始进食少量流质饮食，如米汤、薄米糊等，逐步过渡至半流质饮食，如藕粉、稀粥等，再过渡到软食，如蒸鸡蛋羹、稀饭、软面条等，然后逐步恢复普食。正常进食后应该予以丰富维生素、优质蛋白、低脂、易消化少渣饮食，少食多餐；早期应禁食酸性、高糖水果；禁烟酒；避免刺激性及生冷食物。

（2）家庭康复期的饮食：此时，没有了医护人员的严密监护，且由于病人明显增加的食欲，所以体重增加速度较快，这时就需要根据病人情况来制定相应的长期饮食管理目标：

① 水：饮水量＞2000mL/d。

② 盐：肾移植术后早期病人应低盐饮食，通常情况下盐的摄入3～4g/d，半年后少于6g/d。

③ 碳水化合物：包括米饭、面食等。摄入量为300g/d左右。

④ 蛋白质：主要食用牛奶、鱼肉、鸡肉、鸡蛋、瘦肉等。如体重60kg的成年人每天摄入量为100～150g。

⑤ 脂肪：推荐食用植物油。喝汤时尽量撇去上层的油脂及浮沫，避免过量脂肪摄入；不食油炸食品，限制如蟹黄、鱼子、动物内脏、蛋黄、猪蹄、鸡皮等高胆固醇食物的摄入。

⑥ 钙：含钙丰富的排骨、牛奶等可适量进食。可适当加点醋于骨头汤中以增加钙的溶解吸收。

（3）禁止食用提高免疫功能的食物及滋补品：如白木耳、黑木耳、香菇、红枣、蜂王浆、人参、黄芪、党参、太子参、保龄参、西洋参等，以防加重或引起排斥反应。

（4）注意饮食卫生：由于移植病人免疫功能低下，故应选择优质的、新鲜的食物。食物需经煮沸消毒后方可进食。

肾移植患者在术后处于一个逐渐恢复的过程中，这时候就需要在食物上补充足够的营养，良好的饮食习惯可以促进患者的康复，也能够给患者的健康给予保障，所以肾移植术后患者一定要对这些饮食上的注意事项引

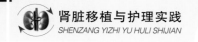

起重视。

13. 生活护理

人类基本的生理需要之一包括了良好的清洁卫生，确保个体舒适、安全及健康的重要保证也需要维持个体清洁卫生。较差的机体卫生情况会产生负面影响于个体的生理、心理，甚至诱发各种并发症。为使患者在肾移植术后身心处于最佳状态，护士应及时评估患者的卫生情况，并根据患者的自理能力、卫生需求及个人习惯协助患者进行生活护理，确保患者清洁和舒适，预防感染和并发症的发生，其内容包括口腔护理、皮肤护理、会阴部护理及晨晚间护理。护理时应尽可能确保患者的独立性，保护患者隐私，尊重患者并促进患者身心舒适。

（1）口腔护理的目的

① 保持口腔湿润清洁，预防口腔感染等并发症。

② 去除口垢、口臭，促进食欲，保持口腔正常功能，促进病人舒适。

③ 要提供病情变化的即时信息。需观察舌苔大小、颜色等变化，观察口腔黏膜有无充血、红斑、红肿等异常情况，观察有无感染，有无特殊的口腔气味。

肾移植术后患者可自行刷牙。对于肾移植术后患者，应抬高床头支架，患者可侧卧或头偏向一侧，也使患者取斜坡卧位，备好牙刷、牙膏、漱口水，脸盆放于旁边或床上小桌上接取漱口污水，取患者的干毛巾围于颈下，让患者自己刷牙。

（2）皮肤护理的目的

① 去除皮肤污垢，保持皮肤清洁、干燥、使病人舒适。

② 促进皮肤的血液循环，增强皮肤排泄功能，预防皮肤感染和压疮。

③观察和了解全身皮肤有无异常，为临床诊治提供依据。

肾移植术后患者自理能力相对比较高，无需过于依赖他人帮助，为患者准备好热水，毛巾，患者可自行擦拭颜面部、胸部、双上肢等皮肤，护士可协助患者擦拭背部皮肤。

（3）会阴护理的目的

① 去除会阴部异味，预防和减少感染。

② 防止皮肤破损，促进伤口愈合。

③ 增进舒适，指导患者清洁的原则。

肾移植术后患者有留置尿管，男病人可以用用碘伏棉球将患者尿道口周围及尿管前端给予擦洗，以达到保持尿道口和尿管清洁的目的，增进患者的舒适度，防止泌尿系统逆行感染；女病人可以用便盆垫于患者臀下，护士一只手用温水冲洗会阴，一只手持大棉签，边冲水边擦洗会阴部。从会阴冲洗至肛门部，冲洗完毕后，将会阴部彻底擦干，保持会阴部清洁干燥。

二、术后常见并发症

1. 移植肾功能延迟恢复

移植肾功能延迟恢复（delayed graft function，DGF）是移植后即刻（Immediately posttransplantation）发生的急性移植肾失功，定义为移植后肾功能衰竭持续存在，表现为移植后最多日尿量少于1200mL，或48小时内血清肌酐下降<10%。活体供肾DGF发生率低于尸体供肾。出现DGF的病例中有少于5%的移植肾脏不再会有功能，称原发性无功能（primary nonfunciton）。

（1）原因

① 供者因素：包括性别、年龄，原有基础疾病如高血压、糖尿病等。

② 供肾因素：供肾摘取前低血压、低灌注，供肾缺血-再灌注损伤，供肾热缺血和冷缺血时间较长，供肾原有慢性肾病基础等。

③ 受者因素：围手术期血容量不足、低血压致移植肾灌注不足，术前受者群体反应性抗体效价较高，术后急性肾小管坏死、肾移植排斥反应、感染、药物毒性反应、肾血管血栓性病变、移植肾肾小球病，术后尿漏、尿路梗阻等。

（2）临床诊断

① 术后少尿或无尿，或早期尿量较多而后尿量突然减少，血肌酐水平逐渐升高，可伴低血压或高血压、水肿、胸闷等容量过多症状。

② 彩色多普勒超声检查可见移植肾肿胀、肾皮质髓质界面模糊、髓质椎体明显低回声和阻力指数增高。

③ CT及磁共振成像。

④ 经皮移植肾穿刺活组织病理检查。

（3）处理方法

① 透析治疗：发生移植肾功能恢复延迟后出现少尿或无尿，需记录24小时出入量，量出为入，行血液净化过渡治疗。维持患者体内水电解质和酸碱平衡，清除体内的炎症介质，减轻水钠潴留，防止心力衰竭，促进移植肾肾小管的再生与功能恢复。注意维持血压稳定，避免脱水过度，若有出血倾向，血液透析时应减少抗凝剂剂量或行无肝素透析。

② 免疫抑制剂调整：透析过渡期间，免疫抑制剂需作调整，可使用糖皮质激素、吗替麦考酚酯，钙调磷酸酶抑制剂可选择应用小剂量的他克莫司，预防急性排斥反应采用抗人T细胞免疫球蛋白、抗胸腺细胞免疫球蛋白或抗人T细胞免疫球蛋白、抗胸腺细胞免疫球蛋白或抗人T细胞CD3鼠单抗等抗体诱导治疗。

③ 预防感染及支持治疗：此时患者尿毒症状态未纠正，加之肾移植后免疫抑制剂的使用，抵抗力较差，感染机会增加，需预防感染。

2. 移植肾动静脉血栓

（1）肾动脉血栓

① 原因：临床少见，其原因为：a. 供肾动脉内膜损伤；b. 血管吻合技术不当；c. 排斥反应引起；d. 局部血肿、感染等。

② 临床诊断：a. 移植肾区剧烈疼痛，突然无尿，移植肾体积缩小；b. 核素肾图检查，移植肾血管段排泄缺失，肾无功能；c. 彩色多普勒影像仪（彩色B超）检查，移植肾动脉受阻；d. 静脉尿路造影检查，移植肾不显影；e. 经皮穿刺移植肾动脉造影或磁共振血管成像可得到确定性诊断。

③ 处理方法：移植肾动脉栓塞一旦确诊，应立即手术探查。理想状态是能切开动脉，取出血栓，然后再次灌洗肾脏，重新接通血管，以期得到功能恢复。但在临床实践中，从出现症状到确定诊断，往往因时间过长，移植肾功能已经丧失，不能挽救肾脏，大都被迫施行早期移植肾切除。

（2）肾静脉血栓

① 原因：a. 吻合口静脉被扭曲；b. 供肾血管内膜损伤；c. 吻合口狭小；d. 移植肾周围血肿或淋巴囊肿压迫；e. 髂静脉系统内血栓形成并扩散。

② 临床诊断：a. 移植肾区肿胀、压痛、蛋白尿、血尿以及无尿；b. 同侧下肢肿胀；c. 核素肾图、静脉尿路造影检查均证实移植肾无功能；d. 移植肾彩超以及磁共振血管成像可明确诊断。

③ 处理方法：a. 早期可试用抗凝药物，如肝素、尿激酶等；b. 手术探查，切开静脉取出血栓，外科技术问题不大，但大多为时过晚，移植肾呈现紫色并已失去功能。此时，则需切除移植肾。

3. 出血

肾移植术后出血可分为早期和晚期。早期在术后1～2天内，晚期在术后数天、数月乃至1年之后。

（1）出血原因：① 肾病终末期处于尿毒症情况下，凝血机制障碍，血小板减少；② 长期透析疗法，使用抗凝剂；③ 摘取供肾时漏扎了分支小动脉；④ 血管吻合技术问题；⑤ 感染引起继发性出血；⑥ 弥散性血管内凝血；⑦ 移植肾破裂。

（2）临床表现：移植肾区局部胀痛、逐渐出现增大的包块。腹膜刺激症状。大量出血时病人可出现休克症状；如血压下降、面色苍白、肢端湿冷、出冷汗等症状。

（3）防治方法：① 术前充分透析治疗，改善凝血机制不良状态；② 仔细修整供肾，结扎细小动脉；③ 术中尽量避免广泛分离后腹膜，以免过多渗血；④ 髂内动脉远心端要双重结扎加缝扎，避免松脱；⑤ 开放肾血流后，要在肾门处仔细检查，寻找可能因冷冻保存暂时关闭的小动脉，并予以结扎；⑥ 提高血管吻合技术；⑦ 预防性使用抗生素，避免切口感染；⑧ 一旦确定急性出血，应立即施行手术探查，清除血肿，仔细检查创腔，结扎出血点，控制渗血，并给予积极支持疗法；⑨ 缝合血管时，要选用质量可靠的无损伤缝线，并注意避免用镊子钳夹缝线，防止其受损断裂。

4. 尿路梗阻

主要是输尿管发生梗阻。

（1）原因：① 输尿管膀胱吻合口水肿、狭窄；② 输尿管过长形成扭曲；③ 输尿管因粘连成角；④ 输尿管被精索、血凝块、淋巴囊肿等压迫；⑤ 手术技术失误；⑥ 未发现的供肾结石降至输尿管。

（2）诊断：① 病人逐渐或突然出现少尿、无尿并且伴有移植肾区胀痛；② 血肌酐、尿素氮升高；③ B超检查可发现不同程度的肾积水伴输尿管扩张；④ 尿路造影检查可明确梗阻部位及其程度。

（3）处理方法：① 诊断明确后宜尽早手术。解除梗阻原因，重建通畅尿路；② 也可采用气囊扩张或输尿管扩张器械，对某些病例可收到一定效果。

5. 尿瘘

尿瘘是肾移植术后严重并发症，多发生于术后3周之内，它包括了肾盂肾盏、输尿管、膀胱尿瘘。

（1）原因：① 摘取或修整供肾时损伤输尿管血供；② 输尿管被剪破未能及时发现；③ 输尿管远端（段）坏死；④ 输尿管与膀胱吻合技术不佳；⑤ 膀胱切口缝合技术失误；⑥ 输尿管被引流物、精索、血肿等压迫坏死；⑦ 输尿管排斥反应；⑧ 结扎肾上或下极副动脉，缺血坏死引起肾盏尿瘘。

（2）临床表现及检查结果：① 病人出现突然无尿或逐渐尿少的情况；创口渗液以及局部压痛，体温升逐渐升高或伴有增大的包块；② 局部B超检查，了解情况；③ 可作穿刺，排除淋巴囊肿或血肿；④ 静脉注射靛胭脂可确定为尿瘘；或经膀胱注射亚甲蓝溶液也可；⑤ 静脉尿路造影检查，可了解尿瘘的范围、程度。

（3）防治措施：① 摘取、修整供肾时保留输尿管系膜，保证血供；② 如果仅为膀胱裂口漏尿，可先试插导尿管，持续引流尿液，短时观察不能改变症状时，宜及时手术探查治疗；③ 输尿管远端坏死应予切除，然后进行输尿管膀胱再吻合；④ 在输尿管远段切除坏死段之后，可利用供肾输尿管与受者膀胱瓣成形吻合；也可利用受者输尿管与供肾输尿管吻合；⑤ 输尿管全长坏死切除后，可利用受者输尿管与供肾肾盂吻合；或使用受者游离肠段连接供肾肾盂与膀胱，重建畅通尿路；⑥ 肾盏瘘可行肾部分切除；⑦ 手术创腔要放有效引流物，使用敏感抗生素，积极予以全身支持疗法。

6. 肺部感染

肾移植术后感染是患者致死常见原因，也是很难处理的问题。现在由于预防性应用抗生素，抗排斥药剂量的减少，组织配型的进展等原因，使感染率有了明显下降，但感染仍是引起患者死亡的首位原因，主要有泌尿系感染、肺部感染、切口感染及口腔感染，尤以泌尿系感染和肺部感染最为常见。

（1）为预防肺部感染，鼓励病人床上活动，深呼吸、咳嗽咳痰、定时拍背、雾化吸入，观察痰液的性质和量。

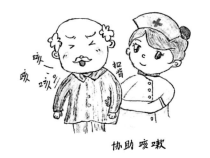
协助咳嗽

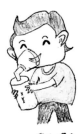
雾化吸入

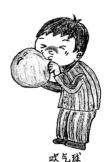
吹气球

（2）严格病房管理，每日进行空气循环消毒，严格探视及隔离制度，确保病室符合器官移植病房的感染控制要求。

（3）对患者采取无菌技术操作和严密的保护性隔离措施以增强病人体质，减少病原体入侵。

（4）预防交叉感染，医护人员进入病室前应洗手戴口罩，穿戴隔离衣帽。

（5）术后早期，病人不宜外出，若必须外出检查或治疗时，应注意防寒保暖，并戴好口罩、帽子。

（6）一旦出现疑似感染的症状，应及时应用相应抗生素或抗病毒药物以达到有效控制感染的目的。故应该定期查血、大便、咽拭子、痰、尿，以早期发现感染病灶。

7. 切口感染

（1）造成切口感染的因素有：① 病人长期处于尿毒症状态下，全身营养不良；② 术前皮肤准备不仔细，引起轻微损伤，以致细菌繁集；③ 肥胖病人；④ 糖尿病病人；⑤ 病人总体血容量不足，或术中使用血管收缩药物导致伤面组织缺氧；⑥ 移植病人某些用药可改变伤口炎症期的过程，从而延迟了伤口愈合；如免疫抑制剂和糖皮质激素；⑦ 手术区污染、血肿、膀胱切口尿液侵蚀周围组织；⑧ 创腔引流不彻底。

（2）防治措施

① 术前进行充分透析，改善全身营养状况，纠正贫血。

② 检查并积极治疗受者的感染病灶。

③ 摘取供肾过程中尽力避免污染。

④ 术中严格执行无菌操作，彻底止血，避免形成血肿。

⑤ 切口局部使用抗生素。

⑥ 创腔使用有效的负压引流。

⑦ 术后5～7天使用全身抗生素。

⑧ 一旦局部感染形成脓肿，应尽早切开引流，并相应调整使用免疫抑制药物及剂量。

⑨ 积极的全身支持疗法。

8. 移植肾动脉狭窄

移植肾动脉狭窄是肾移植术后常见并发症。

（1）原因：① 供肾摘取和灌洗时，由于用力牵拉肾蒂或插管损伤血管内膜；② 血管吻合技术失误；③ 多次发生排斥反应等。

（2）临床诊断：① 临床表现特点为持续性高血压，在移植肾区听到吹风样血管杂音；② 移植肾静脉肾素活性增高；③ 数字减影成像（DSA）或磁共振血管成像检查，能够同时明确诊断和了解狭窄部位。

（3）处理方法。

手术指征是：① 药物不能控制的高血压；② 移植肾静脉肾素活性增高；③ 移植肾功能仅轻度或中度受损害。

手术方法是：①切除狭窄血管重新吻合；②切开狭窄予以"补片"（自体大隐静脉、经处理过的异体血管或人造血管）；③经皮穿刺，气囊导管扩张血管成形术（PTA），可取得预期疗效。

9. 移植肾破裂

移植肾破裂是肾移植术后早期的严重并发症之一。其发病率可达0.3%～8.5%，以尸体供肾者多见。移植肾破裂可发生在术后三周内，但以术后一周内多见。破裂部位以肾长轴的凸缘为最，其他部位也可发生。

移植肾自发破裂的原因以与排斥反应有关为首要，亦可由于尿路梗阻、供肾摘取与灌洗时损伤、肾穿刺活检、剧烈咳嗽，不慎跌倒及用力大便增加腹压等诱因而发生。

（1）临床诊断：①移植肾区骤然疼痛、压痛，并出现逐渐增大的肿块，以及血压下降；②在发病初期，最容易和急腹症混淆，我们可通过B超检查、局部穿刺、B超检查相鉴别；③如果临床上出现像低血压、移植肾区剧痛、少尿这样典型的"三联征"，应考虑手术探查。

（2）处理方法：移植肾破裂手术探查。①保留肾脏：仅限于肾功能尚好、范围局限、裂口浅在，可予以清除血肿，使用止血海绵，自体肌肉块，网膜填塞裂口缝合止血，但有28.5%受者可发生再次破裂；②切除肾脏：若肾功能丧失，多处部位破裂，经活检证实为不可逆损害时，裂口深在，出血不止的情况，应予以切除。

三、术后排斥反应

排斥反应是目前导致移植肾丧失功能的主要原因，近年来尽管在排斥反应的诊断与治疗中积累了很多经验，但迄今尚无新的突破。因此，如何积极预防、早期诊断和正确治疗排斥反应仍是肾脏移植亟待解决的主要课题。

1. 类型

慢性排斥反应、急性排斥反应、加速性排斥反应和超急排斥反应。

慢性排斥反应：慢性排斥反应通常发生在术后半年以后。它可以是急性排斥反应反复的结果，也可以是隐匿性缓慢发展。其发病机制尚不清楚。现认为与免疫因素和非免疫因素均有关系，故改名为慢性移植肾病（chronicallograftnephropathy，CAN）更为合适。CAN是影响病人长期存活的重要因素。

加速性排斥反应：指常常发生在肾移植术后3～5天。病理改变以小血管炎症和纤维素样坏死为特征。

急性排斥反应：最为常见，占肾移植的40%～85%，一般常发生在术后1周～3个月内。

超急排斥反应：指移植肾在血液循环恢复后几分钟至几小时，甚至是在24～48小时内发生的不可逆的体液排斥反应。

2. 表现

慢性排斥反应：临床表现为移植术后患者逐渐发生的蛋白尿、血肌酐升高、高血压、进行性贫血以及移植肾功能减退、移植肾体积缩小。

急性排斥反应：临床上常常表现为尿量减少、移植肾肿大、压痛，病人体温升高，以及血压升高和体重的增加等。

加速性排斥反应：临床表现为手术后移植肾有功能，甚至功能很好。但可突然出现体温升高、尿少、高血压，移植肾肿胀、压痛。病情呈进行性发展，病况严重，血肌酐升高，随即需要透析治疗。当有急性肾小管坏死（ATN）或环孢素A肾毒性损伤时，常不被认识而使病情延误诊治。

超急排斥反应：临床表现可发生在手术台上，当移植肾血循环恢复后几分钟，原来鲜红、有搏动、输尿管有蠕动并已开始泌尿的移植肾，突然色泽变暗赤，质地变软，搏动消失，输尿管蠕动消失泌尿停止。稍后，移植肾明显缩小，并呈现紫褐色而失去功能；或在手术后1～2天内，突然发生少尿乃至无尿。手术探查移植肾往往肿大，呈紫褐色并失去功能。

3. 原因

（1）慢性排斥反应可以是急性排斥反应反复的结果，也可以是隐匿性缓慢发展。其发病机制尚不清楚。现认为与免疫因素和非免疫因素均有关系，故改名为慢性移植肾病（chronic allograft nephropathy，CAN）更为合适。

（2）急性排斥反应与超急、加速性排斥反应机制不同，其主要是细胞免疫反应，但抗体也参与这一过程。

（3）加速性排斥反应的发病机制尚不明了，部分病例可能与轻度预先致敏有关。

（4）超急排斥反应被认为是因为受者体内预先存在的细胞毒抗体和供者的T淋巴细胞表面的HLA抗原或B淋巴细胞发生反应所导致，即受者体内预先致敏。

4. 怎么办？

（1）慢性排斥反应：目前，对慢性排斥反应的治疗尚无有效措施。诊断一经明确后，应尽早停用免疫抑制药物，重视饮食疗法，中西医结合用药，尽可能减慢其发展过程。加强全身支持治疗，避免发生并发症。丧失功能的移植肾如无特殊情况，可暂不切除。让病人等待再次移植或重新进行透析治疗。

（2）急性排斥反应如能及早地应用免疫抑制治疗，90%以上的病人排斥反应可被逆转。

（3）加速性排斥反应治疗首选大剂量冲击治疗，前3天每次用药0.5g～1.0g静脉滴注。如不佳，宜尽早使用ALG（ATG）或OKT3。

（4）超急排斥反应病理检查，早期可见肾小球毛细血管丛和肾小管周围毛细血管内有大量的中性粒细胞弥漫浸润。超急排斥反应到目前为止仍缺乏有效的治疗方法，唯一的方法是一旦确诊为超急性排除反应，应尽早手术摘除移植的肾脏。

5. 预防

急性排斥反应可通过在器官移植前或移植后早期应用巴利昔单抗，降低受者的免疫敏感性，以达到降低排斥反应的发生率和发生强度，以此期望提高肾/人存活率。我科常规于术中及术后第四天应用巴利昔单抗来预防和减轻急性排斥反应。

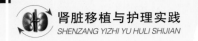
超急排斥反应可通过严格的配型筛选加以预防。近年来开展的PRA检测，对肾移植等待者，要特别强调予以动态检查。

四、术后终身服用免疫抑制剂的必要性

实施肾脏移植手术后，患者终身都有可能会发生排斥反应。所以，患者需要终身服用免疫抑制药物来控制排斥反应的发生，同时确保移植肾的存活。免疫抑制药用法很复杂，而且个体的免疫抑制药物用药量的差异很大，需要遵循个体化、合理化的原则调整药物剂量，并且建议联合用药，让免疫抑制药物发挥更佳的治疗效果，同时减少不良作用的发生。如果药物用量过小，免疫抑制的效果欠佳，将会导致机体发生排斥反应；反之，药物用量过大，又会发生肝脏、肾脏的毒性反应以及其他不良反应。每个人的身体都有一个免疫系统，它具有自我保护功能，即通常所说的免疫功能，它能够对异物的入侵产生识别、控制、排除和消灭等一系列生理过程，从而保卫自身的健康。

当您接受器官移植手术后，对您的身体而言，移植器官就是一个异物，这时您的免疫系统会对移植物产生识别和控制，并通过一系列复杂的生理过程，最终达到排除和消灭的目的。这种机体对移植物的对抗攻击反应就是排斥反应，排斥反应是导致术后移植物丧失功能的主要原因之一。

所以，为了保护移植物不受排斥，使其能够长期存活，并发挥正常的功能，您就必须服用免疫抑制剂来适当地抑制身体的免疫功能，使机体不发生排斥反应或减轻排斥反应的程度。

五、各类免疫抑制剂的毒副作用

1. 糖皮质激素的副作用主要取决于用药的剂量和用药持续时间

一般来说，用药剂量过大或者用药时间过长均易发生相关副作用。常见的副作用如下：

（1）肾上腺：可能出现肾上腺不同程度的萎缩、库欣综合征的发生。

（2）心血管系统：导致动脉粥样硬化、血栓形成，以及高脂血症、高血压的发生。

（3）中枢神经系统：服药者出现认知、记忆、精神和行为的改变。

（4）消化系统：常见的消化道溃疡（如胃溃疡、十二指肠溃疡）、胃肠道出血，甚至发生胰腺炎。

（5）免疫系统：免疫力日渐降低、容易发生感染，多数为重症感染，危及患者生命。

（6）皮肤、骨骼肌：皮肤逐渐萎缩，创口愈合延迟，糖皮质激素可诱发紫纹、痤疮，以及导致毛细血管扩张等；可能发生骨质疏松，长骨生长缓慢，甚至是肌萎缩、骨坏死。

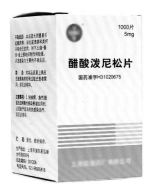

（7）眼：青光眼、白内障。

（8）肾脏：低钾血症、水钠潴留。

（9）内分泌系统：对于内源性垂体—下丘脑轴的抑制，可导致肾上腺的萎缩以及肾上腺皮质功能的低下，类固醇性糖尿病。

（10）生殖系统：胎儿发育迟缓，青春期延迟，性腺机能的逐渐降低。

2. 吗替麦考酚酯（MMF）

（1）感染

① 细菌感染：治疗上大剂量使用MMF，可以合并各种细菌的感染，从而导致淋巴结炎、疖肿、丹毒，甚至肺部感染。可加用敏感抗生素控制感染，若感染得以控制，可继续使用MMF；若感染严重，需将MMF减量，甚至是停用。

② 病毒感染：MMF所致的病毒感染，病原体多为疱疹病毒、巨细胞病毒等。应在治疗过程中，加用相应的抗病毒药物。若感染严重，需将MMF减量，甚至是停用。

③ 真菌感染：MMF可致曲菌、念珠菌等真菌的感染。若发生严重真菌感染，应及时把MMF减量，甚至是停用，并且选择合适的抗真菌药物进行治疗。

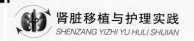

（2）胃肠道症状

（3）骨髓抑制

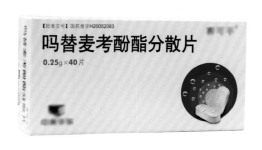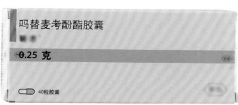

（4）其他：个别患者可能出现暂时的肝功能受损，主要表现为一过性的ALT升高，若不伴有黄疸，可在严密观察下继续用药，多数患者的肝功可在2~4周恢复正常。

3. 环孢素A（CsA）

（1）肾脏相关不良反应：CsA可致肾小管间质以及肾脏血管结构和功能发生改变，从而导致肾间质纤维化、肾血管钙化，甚至发生肾小球硬化等，即使在CsA血清浓度正常的情况下也可能出现上述改变。CsA性的肾毒性与肾脏血流量的下降相关，但这种由CsA导致的功能性肾毒性常常不会引起永久性的肾脏损害。急性CsA肾毒性多数为剂量依赖性，即减少CsA的剂量或者停用CsA，患者的肾功能可以恢复。慢性CsA肾毒性是CsA治疗过程中的主要副作用，其病理表现主要是肾内条索状的间质纤维化以及小血管硬化。

（2）肝脏相关不良反应：CsA常致肝功能损害，其发生率为5%~10%，多发生在刚用药的3个月以内。

（3）环孢素相关性高血压：在CsA使用过程中，10%~14%的患者可能发生高血压。具体表现为：① 患者既往血压正常，使用CsA治疗一段时间后，血压升高，甚至超出正常范围；② 在使用CsA前，患者服用原降压药可有效控制的血压，在使用CsA后变为不可控制，一般需要调整原有降压药的剂量或者加用其他降压药物后，CsA相关性高血压才可控。

（4）其他不良反应：包括胃肠道反应，如腹部不适感、腹泻等，血糖升高（<2%），高尿酸血症，甚至发展为痛风，齿龈增生，多毛，震颤，感染等，长时间用药有引起肿瘤的相关报告。

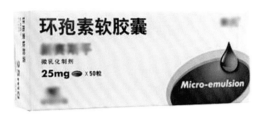

4. 他克莫司（FK506）

（1）胃肠道不良反应：食欲减退、恶心、呕吐、腹痛、腹泻等。

（2）肾毒性：基本所有用药者的肾小球肌酐清除率都有所下降。

（3）神经毒性：头痛、震颤、睡眠障碍，但最为严重的是发生脑病导致昏迷。

（4）高血压、高血糖、肝损害、感染等。

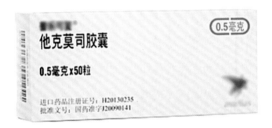

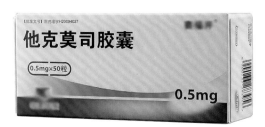

第三章　肾移植的术后随诊

一、什么是随诊

肾移植病人随诊是指器官移植科器官移植联络员定期了解病人病情变化和指导康复期治疗的一种服务方法。

二、随诊的重要性

现如今，治疗各种终末期肾脏疾病的最有效的方法就是肾脏移植。肾移植术后受者能够顺利地出院，仅仅只代表着肾移植这整个治疗过程完成了30%，其中70%的后续康复治疗还要在一个长期严密的随诊中继续。因此，我们应该重视肾移植的术后随诊工作，这对于提高肾移植受者的生活质量以及存活率有着十分重要的意义。肾移植受者是一个特殊的治疗群体，需要终身服用免疫抑制剂药物，同时免疫抑制剂服用方法需要进行调整，在肾移植术后每一个不同的时间段，根据肾移植受者的病情变化以及监测血液药物浓度进行相应免疫抑制药物剂量的调整。若免疫抑制剂药物剂量不够，就会可能引起排斥反应的发生，严重者可造成移植肾功能的丧失。相反，免疫抑制剂药物剂量过量，又可能发生感染和导致恶性肿瘤发生率提高。药物的毒副作用也会损害移植肾及其他器官的功能，而影响肾移植受者的生存和预后情况，所以，我们必须根据每一个肾移植受者的情况，有针对性的调整免疫抑制剂药物的服用方法。除此之外，肾移植术后每个时期都可能会发生各种并发症，所以，肾移植术后受者坚持定期复查随诊，可以帮助我们及时发现并发症的发生，并且及时得到相应的治疗，以满足肾移植受者出院后的需求，可以充分体现我们以人为本，全心全意为患者的服务理念，可以促进肾移植受者的身心健康。伴随着近年来活体肾移植的不断增加，我们还应该重视对活体肾移植供者的术后复查随诊工作。

1. 随访的目的

（1）为了能及时了解移植肾的功能状况及受者的病情变化。

（2）能够对免疫抑制剂的疗效及不良反应有一定的了解，可以及时调整免疫抑制剂的用药量。

（3）可以对患者在生活上和保健方面进行指导。

（4）对相关并发症的发生情况有一定的了解，对接下来的诊断和治疗进行指导。

2. 随诊的意义

（1）定期随诊可以随时观察到肾移植受者的恢复情况、心理状态和服药的依从性如何，还可以给肾移植受者提供必要的健康指导和健康宣教。

（2）能够随时发现和解决肾脏移植术后的并发症，为了提高生活质量，延长肾移植受者的生存期。

（3）医学模式的转变，需要肾移植术后随诊，它弥补了医疗资源的不足。它是一种跟踪性服务，是一种主动性的服务，还是肾移植术后能够得到继续治疗的需要。

（4）肾移植术后随诊还能使医患关系和谐发展，现如今，在医患矛盾尖锐的敏感时期，肾移植术后随诊可以大大的改善医患关系，通过我们医护人员的主动关心、呵护、帮助、随访询问观察病情，这样就很容易使患者对医护人员产生亲近切感，从而使患者更加积极地配合医护人员，进行治疗和护理，也更加信任我们医护人员，且愿意透露出自己真实的病情，使医生获取到更加真实的数据以及病情，是一个非常好的沟通方式。

（5）肾移植术后随访的过程也是一个我们医护人员学习的过程，为了让医护人员自己能够很好地完成随访工作，我们会通过一些相关的学习、培训来完善自己的肾移植手术以及一些肾移植相关知识，通过对患者进行术后随访，就会了解到最新的资料，那么在自己专业知识和业务水平方面都会有所提高。

51

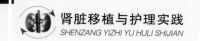
（6）肾移植术后坚持定期的随诊能完整地收集到肾移植受者的信息及观察到术后恢复情况，可以得到最有实际价值的数据，为今后的临床工作和科研项目也可以积累宝贵的经验，对临床科研的发展起到很好的作用，进一步促进移植患者术后随访工作的顺利开展。

三、随访内容及随访时间、方法

肾移植术后，给肾移植受者提供一个个性化的护理是提高受者生活质量的重要方法，但首先要对患者的病情、文化、认知和社会支持系统等情况有一个客观地了解，并且还要进行一个详细的评价和分析；除此之外，还要对肾移植术后患者的生活情况有一个充分且详细地了解，才能做好相应的随访工作，并且能够做出一个适当的方案。影响肾移植受者生存质量的因素是有很多方面的，它包括心理因素、生理因素、社会因素等，所以，我们应该要从各个方面进行随访和评估。

（一）随访评估内容

1. 年龄

年龄是肾移植患者重要的生理因素之一，它对药物的疗效、免疫系统作用有一定的影响，还影响着患者总体生命体征的初步评价。例如，老年供肾的代偿能力已经接近最大代偿率，就难以随着受者的需求进一步提升，所以术后eGFR（肾小球滤过率）水平也会比较低。

2. 性别

性别也是生理因素中很重要的因素。性别差异可以导致激素水平、生理结构的不同，还可以对免疫抑制剂等药物的吸收利用效率有一定的影响。

3. 认知能力

认知能力的意思是指人脑加工、提取和储存信息的能力，也就是人们对事物的性能、构成与他物的关系、发展方向、发展的动力以及基本规律等的把握能力，包括注意力、语言条理程度、思维逻辑能力、记忆力、知觉等方面的内容。认知能力和肾移植患者的文化程度有很大的相关性，文化程度越高，自然对疾病认知的程度也就越高，更能主动地配合医护人员的工作；文化程度较低的患者，由于对疾病的认知程度偏低，就会忽视自己的健康状况。因此，随访内容的心理社会因素中最重要的内容就是对肾移植患者文化程度、认知能力的一个考量。

4. 心理状态

患者的心理状态通常与移植物的功能状态有关。肾移植患者对移植术后排斥反应的恐惧、长时间服用免疫抑制剂药物，还有对原发病复发的疑虑，以及对并发症的担心等，都很有可能造成患者心理上的变化，导致患者出现抑郁、焦虑等精神方面的疾病，一般表现为心理排斥、烦躁、情绪不稳定，甚至还会产生绝望的心理状态。患者心理上一旦出现问题就会影响到生理状态的变化，一般表现为头痛、偏头痛、感觉疲乏和乏力等症状。

5. 身体素质

患者的身体素质对患者肾移植术后的恢复有着很重要的相关作用。身体素质包括患者的生命体征及最基本的身体素质特征等，例如患者的身高、体重、脉搏、血压、尿量以及心肺功能等方面。

6. 与药物有关的不良反应

服用免疫抑制剂药物可能会给肾移植术后患者带来一些相关的不良反应。因为服用药物的种类及服用药物的方法不同，每个患者多会可能出现不同的药物副作用。所以，对药物相关不良反应的调查应根据不同的个体选用个体化的方式。

7. 家庭经济收入情况

家庭经济收入是社会因素的重要方面，不容小觑。我们在调查家庭经济

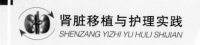

收入时应该特别要注意调查的方式以及方法，因为家庭经济收入是属于个人的隐私，在表面上与疾病本身无关，但却直接关系到肾移植术后患者能否承担得起服用免疫抑制剂药物的费用。

8. 婚姻状态

每个人的婚姻状态是很容易导致患者的心理发生变化的因素之一，婚姻状态包括有未婚、已婚、离婚或者是丧偶这几种状态。有相关资料表明，已婚者肾移植术后的生活质量水平明显高于离婚、丧偶者。

（二）随访主要内容

1. 病史

对肾移植患者术后的恢复情况及排斥反应的发生情况有一定的了解；还要知道术后并发症及服用相关药物不良反应的发生情况；要知道免疫抑制剂药物是如何调整的；还要对近期肾功能的变化有所了解；以及肾移植患者的饮食、睡眠及大小便情况是否正常也要知晓。

2. 体检

测量患者基本生命体征，例如体温、脉搏、呼吸、血压、体重以及尿量情况等；对患者的尿量变化并与体重变化要综合分析，还要注意患者贫血、有无浮肿等情况；除此之外还要了解患者的心肺功能及腹部有无异常等体征；对患者移植肾的大小、质地及有无压痛等要详细了解。

3. 一般检查项目

（1）血常规、尿常规：为了能够发现患者是否有贫血、血白细胞降低及蛋白尿、血尿等情况。

（2）生化（肝、肾功能）：为了了解患者是否有肝功能损害和黄疸以及是否有肾功能异常等情况。

（3）药物浓度：为了以保证药物浓度在治疗窗范围内。

（4）其他化验检查例如尿、痰培养以及真菌等检查，可根据每个患者的病情需要进行选择。

（5）影像学检查：肾移植术后患者应做移植肾的B超和彩超检查，为了了解移植肾的大小、血流情况及肾盂有无扩张等；若怀疑有肺部感染或结核病的患者应行胸片检查；为了明确诊断，若怀疑移植肾血管有狭窄或有栓塞者可以行血管造影检查；还其他检查例如CT、MRI等检查可以根据肾移植患者的病情需要进行选择。

4. 特殊检查项目

对肾移植术后早期患者除了要特别重视急性排斥反应的发生外，还要对免疫状态方面进行不定期的了解，它包括有：T淋巴细胞亚群（CD3、CD4、CD8）、群体反应性抗体（PRA）、B细胞以及NK细胞的监测。

5. 其他需要检查的项目

对长期随访肾移植受者还要做肿瘤相关方面的监测，要进行肿瘤标志物的检查，例如甲胎蛋白（AFP）、癌胚抗原（CEA）、CA199、CA153、CA724等等；男性肾移植受者还需要进行前列腺特异性抗原（PSA）的检测；女性肾移植受者则需要进行乳房和妇科方面的体检。还要增加一些影像学的检查，例如腹部CT平扫或腹部增强CT、肺部CT。

（三）随访的时间

肾移植受者术后随访是受者长期存活的一个有力保障。随访的次数可根据肾移植术后时间的长短来决定，肾移植术后随访时间应该是采用早期密、后期疏的原则。通常情况下，肾移植手术后出院1个月：每周复查FK506（环孢素）血药浓度；服免疫抑制剂药物前半小时30分钟内抽取血标本。2个月后：每2周复查。3个月后：每月复查；半年后每2个月复查一次。一年后每3个月或者每4个月复查一次，最长不超过4个月。对病情不稳定的肾移植受者，随访的时间要视情况而定，应当适当的增加随访的次数。当肾移植受者病情发生变化或者是化验结果出项异常问题的时候，应该立即与移植医生取

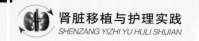

得联系，并且报告病情及异常化验结果，同时通知患者立即就医，以得到及时治疗和获得相应的指导。

（四）随访的方式、方法

随访的方式包括有以下几种：门诊随访、电话随访、短信（微信）随访以及网络随访、家访等。随访的时间是从肾移植受者出院后开始计算。

1. 门诊随访

是最常见、最常用的随访方式，肾移植受者按照随访的要求定期到门诊进行检查并接受医生的诊疗，还可以得到肾移植器官联络员的一系列相关指导。如遇节假日或者特殊原因导致门诊时间有所变动，联络员应提前通知受者。

2. 电话随访

因部分肾移植受者所在地方不同的影响，一些肾功能稳定的肾移植受者常常会与自己所在地区医院建立联系，在当地医院就诊即可，这时，移植中心的随访人员就会通过电话联系的方式来对肾移植受者的情况进行了解并记录到每个移植受者的档案中，并且根据了解的情况与移植医生商议后给予受者必要的健康教育以及指导。另外，对于依从性不佳的肾移植受者，他们不能按时到医院进行检查或者不能按医嘱服用免疫抑制剂药物的，随访人员就需要特别注意，并且定期电话提醒和监督受者，督促受者按时到医院复查。

3. 网络随访

随着时代的发展，医院为了提高随访工作的效率，提升医疗服务质量，使随访流程变得更简单，降低肾移植受者的经济成本，也使医患沟通更为便捷，医患关系更加和谐，移植中心也建立了移植网站；微信、短信随访：移植中心开通了短信平台，主要用于提醒移植受者按时到医院复查及提供各类肾移植术后的康复信息及健康指导信息，还有移植中心的通知等；我们还电话建立了移植患者微信群，以方便患者能够更好地与随访工作人员取得联系及时沟通，也可以在微信群里与其他肾移植病友交流经验，互相鼓励，战胜病魔。

4. 其他

调查问卷：可以选用患者门诊复查后，由移植联络员向患者发放调查问卷或是手机扫问卷二维码的方式进行随访，移植联络员应该要向患者解释清楚调查问卷的内容和目的，还有每个问卷的填写方法，在患者知情同意的前提下，可以自己填写问卷的就自己独立完成问卷填写。由于某些特殊原因而填写不方便者，在移植联络员或者患者家属协助下，读出并解释问卷内容，由患者自己选择答案，联络员或者患者家属帮助患者填写问卷；信访：对于一些电话联系不到而未能取得联系的肾移植受者，移植联络员可以通过书写信件的方式联系受者；家访：对于一些特殊的肾移植受者，可以进行家访，例如因术后并发症导致行动不便的受者等。

四、血药浓度监测的意义

什么是血药浓度监测？它是指对肾移植术后患者血清或全血进行环孢素、他克莫司及霉酚酸酯的浓度测定。对判断是否存在排斥反应、药物毒性作用最重要的因素取决于血药浓度的高低，所以，肾移植术后患者测定血药浓度是非常关键的。

肾移植术后为了防止受者发生排斥反应，临床上一般会选用免疫抑制剂来控制排斥发生率，提高存活率。但由于个体差异，机体对免疫抑制剂药物的吸收、代谢和排泄、体内分布都存在着很大的区别，就算患者服用的是相同剂量的免疫抑制药物，血药浓度也有很大的不同，血药浓度可以直接地反映抗排斥的量—毒关系和量—效关系。因此，在肾移植术后免疫抑制治疗过程中，严密监测肾移植受者免疫抑制药物血药浓度具有重要的临床价值。

现如今，临床上最常用的免疫抑制剂包括有：他克莫司、吗替麦考酚酯、环孢素等都存在着治疗窗狭窄的问题，药物动学个体差异大的特点，临床上根据每个个体之间的不同，所给药的剂量就存在很大差异，就需要根据血药浓度来调整用药的剂量，而且血药浓度与用药的剂量之间缺少一定的相关性。因此，肾移植术后需要密切监测药物血药浓度，以确保药物浓度正处

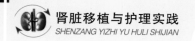
于一个有效的治疗范围内。

五、健康教育与指导

为了能提高肾移植患者的存活率和生命质量，就要给肾移植患者提供良好的术后健康指导，这具有很重要的意义。因为普通群众对医疗知识并不十分了解，所以，像肾移植这样需要终身服用免疫抑制剂药物、再加上术后还存在有一定风险的患者，更加应该在出院前了解肾移植相关知识，并能够掌握一些家庭护理知识，才能使自己更好的恢复。

（一）肾移植早期随访指导

移植术后3个月内的随访称之为肾移植术后早期随访。多数肾移植术后肾功能稳定的受者，需要住院2～3周即可出院休养。由住院患者转变为门诊随访复查患者，移植联络员在患者出院前会向患者交代有关肾移植术后相关护理知识，返院复查的时间以及服用免疫抑制剂药物或者其他药物的方式方法和一些自我监测的内容及方法，交代相关注意事项。患者应该要掌握自己所服药物的名称、剂量、方法、目的和这些药物的副作用有哪些，要知道如何自我保护移植肾，在家自我监测的方法。

肾移植受者有别于其他外科术后患者的两大特点是：长期规律的服用免疫抑制剂和定期门诊随访。住院期间肾功能恢复良好只是完成肾移植治疗的第一个步骤，如果不能严格做到按时随访，必定会影响移植肾的长期存活，严重者甚至会危及生命。因此，与移植医师及移植联络员联系，定期按时到院门诊复查，取得及时的建议和相关指导，对肾移植患者来说是至关重要的。

1. 相关知识的指导

移植联络员和主管医生应该不定期给肾移植受者及家属提供各种相关的健康知识、医保相关信息等，通过门诊随访、复查、书面、网络、电话微信或短信等方式进行有关肾移植的健康教育。

2. 饮食的指导

肾移植术后恢复期宜选择低盐、低脂、优质蛋白质、高维生素、易消化、新鲜干净的食物，禁忌：烟酒，腌、熏、酱制品，辛辣刺激性、油炸及生冷食物，还有提高免疫功能的食物例如木耳、银耳、香菇、红枣、蜂蜜、蜂皇浆、人参、鹿茸等食物。

3. 服用药物指导

肾移植术后患者在出院前，移植医生和移植联络员应该给患者及其家属进行一个详细的用药指导，使患者能够分清楚和认识自己所服用药物的名称、作用、每天服用次数、剂量，方式方法以及药物副作用和服药注意事项等。所讲内容不但采用口头叙述的方法，还要有书面的资料提供给患者保存，要求患者及其家属能完全明白和记住所讲的内容。交代患者在出院后必须按时服用免疫抑制剂药物，切勿漏服或者多服，严格按照医嘱服用，不能擅自调整药物的剂量，不能更改服药时间，更不能擅自停用药物。按照要求定期来院复查随访，监测免疫抑制剂血药浓度必须是在服药前进行。抽血前尽量避免食用会引起血药浓度波动的食物和药物，注意观察药物不良反应并及时与移植医生和移植联络员取得联系。若患者出现呕吐和腹泻的情况要及时与医生和移植联络员联系或到院复查，在医生的指导下调整免疫抑制剂药物服用方案。

服用免疫抑制剂后，如出现呕吐请按下列方法增加药量：服药0～10分钟内呕吐时，加服全量免疫抑制剂；服药10～30分钟内呕吐时，加服1/2量免疫抑制剂；服药30～60分钟内呕吐时，加服1/4量免疫抑制剂；服药60分钟以后呕吐时，无须追加剂量。

服用免疫抑制剂后，如出现腹泻请按下列方法增加药量：水样便每日

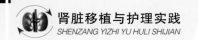

5～6次，需追加1/2剂量；水样便每日3次以上时，需追加1/4剂量；糊状软便时，无须追加剂量。

	常备药物
腹泻	思密达（蒙脱石散）、黄连素（盐酸小檗碱）、口服补液盐
抗生素	头孢克洛（希刻劳）、莫西沙星
感冒药	白加黑、新康泰克

4. 运动和作息

肾移植术后患者最好是坚持每天进行适当的运动锻炼身体，以提高个人的身体素质。不能突然加大运动量，应该循序渐进地进行，例如从散步开始，根据自身身体耐受情况和自己的爱好可逐渐转变到竞走、慢跑、太极拳、适度登山等。可以采取不同形式的运动方式，但要注意避免进行剧烈的运动。适当的运动还可以帮助糖尿病患者控制血糖。出现特殊情况遇到运动困难时，例如行走时肾区疼痛、四肢伸屈困难等，应该立即停止正在进行的运动或者活动，并及时与医生或移植联络员取得联系，到医院就诊。还要注意避免过度挤压移植肾，因为肾移植手术是将移植肾放置在髂窝内，距离体表比较浅，其表面只有皮肤、皮下组织和肌肉层，不像正常肾脏所在位置，移植肾缺少肾脂肪囊的缓冲作用，那么遇到外力过度挤压的话，移植肾就很有可能受到挫伤导致破裂出血。所以，肾移植患者平常在生活当中应该要特别注意保护移植肾所在区域，外出活动或者工作时，不管是走路或是骑车、坐车时，都要注意安全，坐车是要注意选好就座位置，以免车辆转弯或者急刹车时，碰撞到移植肾的部位，平时也要注意其他物体的碰撞而引起移植肾的损伤。

5. 预防感染的发生

在肾移植术后，为了抑制排斥反应的发生，提高移植肾的存活率，患者要长期服用免疫抑制剂药物。然而，长期服用免疫抑制剂药物在提高移植肾存活率的同时，也会削弱机体本身的免疫防御能力。通常情况下，肾移植术后的2～3个月是肾移植受者机体免疫功能最低的一个阶段。其中，体液免疫和细胞免疫都会遭受不同程度的损害，这时病原微生物就会侵入机体，就会使肾移植患者发生各种感染。导致肾移植术后发生感染的微生物有很多，最主要的就是细菌、真菌，还有病毒。细菌又包括金黄色葡萄球菌、大肠埃希菌、铜绿假单胞菌；真菌有白色念珠菌，也就是白假丝酵母菌；病毒则一般为巨细胞病毒。所有感染中最多、最常见的就是肺部感染，肺部感染也是肾移植术后因感染导致死亡的最常见的一种。现如今，大多数的观点都觉得，肾移植术后的感染预防工作应该从手术后就开始，并能够持续3～6个月，才算渡过术后高危阶段。肾移植受者术后早期应该做到尽量减少到人群集中且通风设施不完善，环境较差的场所，例如超市、菜市场、电影院等，避免与有呼吸道感染或是其他传染病的患者接触。生活居住的地方应该要注意保持清洁，搞好卫生、还要有良好的通风设施、有条件者建议定期给房间紫外线消毒，肾移植受者自己也要养成一个良好的卫生习惯，要勤洗澡、勤换衣物。还有家中不适合养宠物，因为小动物身上细菌较多，会增加感染几率，还会造成受者皮肤抓伤导致感染。秋冬季节要注意保暖，预防感冒，在一些流行病多发季节，例如流感、禽流感等，要注意防护，避免接触感染患者，尽量不要到人多和拥挤的公共场所，如果出现感冒症状或有其他不适应立即与医生和移植联络员联系沟通，根据医嘱立即到医院及时治疗。

6. 自我护理及检测

移植联络员发放一本随访记录本，并且指导患者学会怎样自我检测，例如每日清晨记录体重（早饭前，大小便之后）、体温、尿量（24小时总尿量）、血压、血糖等，记录每次到医院复查后各项检查结果，记录所服用的药物种类和剂量，注意观察药物毒副作用、不良反应及并发症等，如有异常及时与联络员沟通交流。

7. 心理调适

肾移植术后，一般情况下，大多数肾移植受者的生活质量较术前会有明显的改善，除了需要定期到医院随访复查和按时服用免疫抑制剂以外，其他方面都会和常人一样。相反，有的肾移植受者也可能会因此而失去以前的工作，就需要依赖家庭、亲属，一些育龄移植受者会因为单身而烦恼，或是担心术后会影响孕育下一代，还有患者会因为手术的费用、肾移植术后的后续治疗所需费用导致经济紧张甚至有的家庭因此而破碎，再有术后并发症带来的各种不适，担心术后长期存活率而导致一系列的心理问题。最常见的会出现焦虑、抑郁等。随访人员可以通过随访观察到肾移植受者的各种心理问题而及时地干预或治疗，共同解决问题。

（二）肾移植中期随访指导

肾移植受者中期随访指的是肾移植术后3~6个月内的这段时间。这个时间段随访的主要目的是为了能够及时发现急性排斥反应及各种感染，使受者得到及时的治疗。这个阶段需要严密监测免疫抑制剂的血液药物浓度，医师根据患者不同情况及时对药物的剂量进行调整，可以针对每位患者的用药情况制订出一个个体化的用药方案。与此同时，在肾移植中期还应加强监测服用免疫抑制剂药物的不良反应，特别注意要重点关注三高患者（高血糖、高血脂、高血压等症状）。

对于肾移植受者来说，虽然移植肾功能恢复情况良好，但在肾移植术后的中期是很容易发生排斥反应和感染的，所以，我们要做好预防排斥反应和感染发生的相关工作。在这个时期免疫抑制剂浓度仍然属于一个密集调整期，机体的免疫功能处于一个较低水平，是很容易发生肺部感染的。因此，随访医师和移植联络员要指导肾移植受者如何防止肺部感染等并发症的发生，加强预防。

我们还要鼓励肾移植受者积极做一些力所能及的家务劳动，参加社会活动。甚至可以逐渐回到工作岗位，工作的恢复有利于患者身心健康，也能够使自己重新融入社会，客服心理上的自卑、恐惧感，迎来一个全新的生活，在新的生活中找回自信，体现自我价值，这对肾移植术后的恢复也是一个很大的帮助。

（三）肾移植后期随访指导

肾移植后期随访指的是肾移植术后的半年以后。肾移植受者半年以后免疫抑制剂剂量药物的调整就处于一个维持期的水平。患者自身抵抗感染能力的免疫水平逐渐恢复，这个时期的患者便可以恢复正常的生活和工作。往往这个时候，患者以为恢复很好就会松懈下来，此时，移植联络员在要求患者每两个月复查一次的同时就需要强调告知患者不要掉以轻心，还是要遵医嘱，严格按时服用免疫抑制剂药物、按时到院复查，千万不能自行更改服药剂量或停药、不能自行更改服药时间。还有就是要继续做好相关的病情记录，以便能早期发现问题并及时就诊，能够得到及时处理。做到早发现、早治疗。

在肾移植受者的长期随访过程中，还要注意监测和预防心血管疾病、感染和恶性肿瘤的并发症。积极处理三高（高血压、高血糖和高血脂），有效控制三高症，才能延长肾移植受者和移植肾的存活率。另外，肾移植受者术前有部分患者有吸烟史，术后当肾功能逐渐恢复正常后，有少部分患者认为自己已经康复就会又开始吸烟，吸烟会导致心血管疾病的发生，从而增加肾移植术后发生肿瘤或其他并发症发生的风险，所以，我们应该设法劝说患者戒烟。

第四章　肾移植术后健康宣教

一、自我观察与护理

　　住院期间，您受到移植医生和病房护士的精心护理。但现在您出院了，一切都需要您自己料理。您要清楚地知道，手术成功了，您也出院了，但那并不意味着移植肾会永远地存活以及您的病情永远不会反复。不管您目前的病情有多稳定，只要稍不注意没有按照医生的指导去做，就有可能危及移植肾的功能，严重时甚至会失去移植肾和危及生命。因此，做好每天准确记录进水量、尿量、血压、体温、体重这些自我管理是一项非常重要而且需要终生坚持的工作。肾移植患者可以通过加强自我管理提高移植肾的存活率，同时也提高了患者的生存质量。这些数据将对诊断排斥反应，以及合理调节免疫抑制剂处方有着十分重要的参考价值。

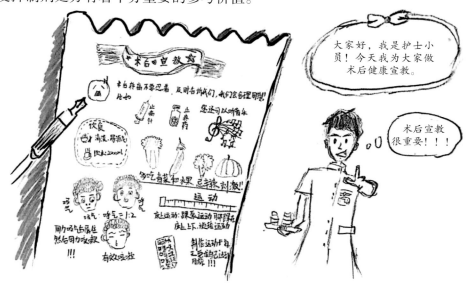

尿量和体重：尿量是调节人体内水平衡的重要指标，同时也是判断移植肾浓缩功能和排斥反应的重要指标。所以准确记录24小时尿量显得尤为重要。一般来说，肾移植病人的24小时尿量应维持在1800～2500mL，如果病人每天喝水、进食、活动、出汗等都比较稳定的话，那么每天的尿量也应该差不多。在无法估计每天不显性失水的情况下，体重是一项间接指标。应该每天称体重一次，在每天清晨大小便后，早餐前，穿同样的衣服测量体重，根据这两个指标判断每天出入量是否平衡，并根据尿量和体重调节每天的出入量。注意观察尿液的量、颜色、性质，夜尿增多或者复查尿常规显示蛋白尿、血尿是排斥反应的信号。如果24小时尿量较平时明显减少至原来的1/3，同时体重增加，则有排斥或免疫抑制剂过量的可能，请及时拜访你的移植医生。

体温：体温是监测肾移植术后发生排斥反应或者感染的重要指标之一。人体的正常腋温约为36.0～37.0℃，且每天各个时间段的体温是不一样的，请你每天测两次，腋温如果突然升高至38.5℃以上，请尽早和您的主管医生联系。

血压：血压升高也是排斥的信号之一，肾移植病人家中应备血压计，您或您的亲属应该掌握测量血压的方法。每日早晚定时、定位监测血压1～2次，且测量前休息10～15分钟，并记录下来。如发现血压有波动，我们要随时监测，在医生的指导下服用或调整降压药的剂量。血压升高要警惕移植肾发生急性排斥反应。

血糖：肾移植术后的应激反应及免疫抑制剂的毒副作用是导致患者出现血糖升高的主要原因。肾移植术后糖尿病的定义为：移植前无糖尿病史，移植后血糖水平高达至世界卫生组织糖尿病诊断标准，有糖尿病的症状（多饮、多食、多尿、体重减轻），或者随机血糖大于11.1mmol/L，空腹血糖大于7mmol/L，或口服75g葡萄糖负荷后2小时血糖大于11.1mmol/L。部分病人通过减少免疫抑制剂药物的用量（但此时须注意排异风险）和限制饮食便可缓解症状，但症状明显的糖尿病病人需口服少量降糖药，以控制血糖水平，只有少数病例需要长期依赖胰岛素治疗。

进水量：您需要记录你每天液体的摄入量和排出量，以监测你的肾功能。如果您每天摄入量过多，会增加心脏负担，摄入量不足，会影响移植肾的血液灌流。一般情况下，我们建议移植术后每天摄入2～3L液体。

遵医嘱按时服药，定期去医院复查：肾移植后，必须长期服用免疫抑制剂，而且药物需在体内达到一定浓度才能起作用。不得漏服或减少药物的剂量。因此，肾移植后一定要按医嘱、按时、按量服药。晚服或漏服免疫抑制剂应立即补上，并立即报告移植医生，由他们来调整免疫抑制剂量。

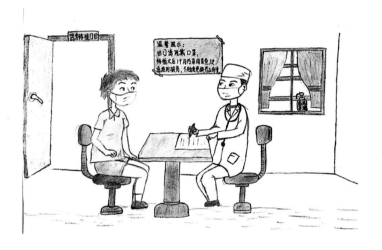

保持乐观稳定开朗的情绪，养成良好的生活习惯：尽自己所能做事，注意劳逸结合。良好的家庭环境、氛围能让患者保持较好的精神状态。

适当的体育锻炼，保持体重平衡，肾移植术后激素的应用和机体功能的全面恢复，使得患者食欲变好，此时应在注意营养的同时，保持体重均衡，比如适当的体育锻炼。由于体重增加过快可导致心血管疾病风险增加，脂质代谢紊乱及肾功能损害。半年内不要做类似打球、跑步、举重等剧烈运动。以散步、打太极、走路、慢跑、骑自行车等有氧运动为佳。运动量要循序渐进，以活动后不感到疲劳为度。由少到多，每天最好不超过1小时。

戒烟：吸烟的危害众所周知，不仅自己要戒烟，而且还要避免吸二手烟。其中，与肾移植患者密切相关的有：吸烟会加重动脉粥样硬化，引起心血管并发症；也可造成血压升高，心率增快或心律失常；吸烟会增加移植肾慢性失功的危险；吸烟会影响伤口的愈合。故应严格戒烟。

二、预防感染及排斥

近年来，我国的肾移植水平已达世界先进水平，在组织配型、移植外科技术和免疫抑制剂药物的开发、应用等方面都取得重大进展，但移植肾的长期存活率仍然明显低于发达国家，感染和排斥反应是导致肾移植患者发病和死亡的主要原因，并且感染和排斥反应密切相关，由于免疫抑制剂对人体免疫系统的抑制作用及其本身的毒副作用，它会成为你生活的一把双刃剑，用量不足会发生排斥，过量会导致感染，直接影响到人/肾的长期存活，成为肾移植术后患者及移植肾长期存活的最大威胁。所以肾移植患者做好防排斥和防感染就显得尤为重要。

（一）预防感染

监测血药浓度：定期监测他克莫司、吗替麦考酚酯等免疫抑制剂的血药浓度可提高疗效，降低药物的不良反应。你可以在医生的指导下，根据血药浓度来调整用药量。要知道血药浓度过低，则容易发生排斥反应；血药浓度过高，可能损害你的免疫功能，极易发生感染。

禁止吸烟饮酒：吸烟会导致呼吸道抵抗力降低，引起感染。而饮酒后酒精主要在肝脏代谢，对肝脏功能有不同程度的损害，酒后呕吐后误吸可引起严重的肺部感染，且饮酒后对寒冷感知力下降，容易受凉引发呼吸道感染。因此，肾移植病人应禁止吸烟、饮酒。

注意饮食卫生：肾移植后，病人的抵抗力下降，吃了不干净的食物很容易出现腹痛、腹泻，严重者可伴有高热、呕吐，导致大量水分丢失，造成脱水，影响肾脏功能。所以，病人要注意饮食卫生，尽量在家中进餐。生吃瓜果要洗净，不喝生水，不吃腐败变质的食物。

讲究个人卫生：养成饭前、便后洗手的良好习惯；进食后漱口，早晚刷牙，及时理发、勤洗头、勤沐浴，勤换内衣裤；洗干净后的衣物应放在阳光下暴晒消

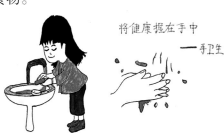

将健康握在手中
——手卫生

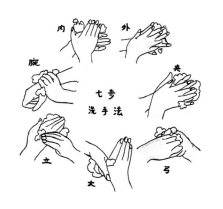

毒；还要注意外阴部的清洁。

注意通风消毒：开窗通风可以利用空气的流动将室内的病菌带走，保持室内空气清新；也可以使用紫外线灯消毒，每日早晚各一次。室内来往客人增多时，可增加紫外线照射消毒次数以及时间。紫外线消毒时应离开房间，以防发生日光性皮炎及皮肤癌等损害。卫生间可用含氯消毒剂擦拭消毒，同时注意通风换气，保证空气质量。

暴晒衣物被褥：患者的生活用品应经常拿到太阳光下暴晒消毒，如衣服、鞋袜、书籍、被服、枕芯。最好是选择中午时间，暴晒时间不得少于2小时。

注意物品消毒：应做好家居环境卫生，家中物品如碗筷可经常采用煮沸消毒或消毒柜消毒；洗衣机要经常清洗消毒。

少去公共场所：公共场所病菌多，流行性感冒季节，最好不要去公共场所；如果有事要外出，一定要戴好口罩，及时加衣。由于肾移植病人免疫能力低下，容易遭受各种致病菌的侵袭；若上公共卫生间最好不用坐便器，使用蹲坑，以免增加感染机会。总之，小心一切被感染的可能。

少用手机电话：由于肾移植的特殊性，病人空闲的时间比较多，但千万不要整天玩手机、打电话。要知道手机和电话上的细菌很多，说不定你的感染就来自手机或电话机。因此，除了少用手机和电话外，还需要经常对手机和电话机进行消毒。

禁养宠物、鸡鸭：有些猫、狗、鸟类长毛动物身上均携带病毒、细菌、寄生虫，这些病原体为机会致病菌，在免疫抑制的移植肾患者体内会造成危险，而在健康人体内可能并没有表现，所以应该被引起重视。有的病人就因养了宠物得了肺部感染。因此，肾移植病人禁养宠物、鸡鸭，也不要接近鸡鸭及鸽子、猫、狗等。

室内禁养花草：花草上和土壤中暗藏着许多细菌、真菌、病毒和其他微生物等，病人抵抗力低，这些花草和土壤中的病菌，很容易被肾移植病人感染。此外，许多花粉还会引起肾移植病人过敏。因此，肾移植病人，最好不要在室内养花草。

及时处理伤口：肾移植病人免疫力低下，平时只要有伤口，哪怕是小伤口、皮肤擦伤、抓伤，都要及时处理，局部给予消毒包扎。

不要挤压疖肿：由于面部静脉血是直接进入颅内的（由于静脉无静脉瓣），一旦病菌进入颅内，可直接造成颅内的感染。因此，对于皮肤疖肿，特别是颜面部位疖肿，病人千万不要挤压，以免感染扩散而致败血症，甚至危及病人生命。

毛发的护理：免疫抑制剂会对肾移植患者的头发造成一定的影响，头发有可能容易折断或者容易脱落。建议患者避免染发、烫发，因为染发烫发等使用的染料、洗液会加重这种情况。

和谐性生活：性生活也是感染的传播途径之一。例如不洁性交可以传播梅毒、尖锐湿疣、淋病、疱疹等。在性生活中加强自我保护是非常重要的。在性交中正确使用避孕套可以极大地降低感染性传播疾病的危险。接吻可以传播流感。请尽可能地避免这些情况的发生。

肾移植后预防感染还有注意哪些问题？

以上问题中关于移植后怎样预防感染已讲了15个方面，这些方面病人自己就能预防或者办到。但由于感染对肾移植病人的危害太大，因此还有反复强调6点：其中3点与病人的认知有关，另外3点与医生有关。

怎样预防感染？病人的意识、认知非常重要。病人要高度重视感染的风险以及感染对自己的危害性；因此，只要增加自我保护意识，许多感染是完全可以预防的。

要时刻想到自己是移植者，机体的免疫力很低。倘若过去不易感冒，现在也很容易感冒。

要坚持锻炼身体，适当运动增强自身的抵抗力。一般肾移植术后1个月出院，就可适当步行、做操锻炼，3个月后就可以恢复工作，参加轻体力劳动。要持之以恒锻炼身体，只有身体抵抗力增强了，才能更好地预防感染。

要严格遵守消毒隔离制度，减少病人发生感染的危险；医护人员都要穿隔离服或消毒的工作衣服，减少病人亲属或朋友探视与陪护，以防交叉感染；医生换药时要注意无菌操作原则，检查病人时要注意手卫生，以减少医源性感染。

病人平时用于治疗的各类导管，哪怕是静脉输液管，都是感染的诱因。因此，为了降低感染的风险性，要尽可能地减少各类引流管、内支架管、静脉导管和其他导管的应用，并尽早拔出各类导管。

肾移植病人病毒感染很常见，因此原则上，术后病人都要进行抗病毒治疗，特别是接受过抗淋巴抗体治疗的病人，更应该进行抗病毒的预防治疗。

特别提醒："感染信号"。

发热、烦躁、咳嗽、疱疹、寒战、腹泻、皮肤温冷、食欲降低、吞咽困难。

泌尿次数改变、泌尿道疼痛、烧灼、出血。

视力改变、呕吐、虚弱、体重减轻、口腔白斑。

伤口、切口和留置管的位置：引流液或者分泌物过多、出血、有臭味。移植肾肿大、胀痛、压痛。

其他：耳疼、疲倦、头疼、白细胞数升高、关节疼痛。肌肉疼痛、呕吐、颈项僵硬、新出现不能确定的盗汗、流脓、皮疹、潮红、呼吸短促、皮肤改变、咽喉疼痛、痰多、肿胀、腺体肿胀。

（二）预防排斥

肾移植术后半年，您的排斥药物剂量的一般情况将会减少，免疫功能也会逐渐恢复到正常人的水平。此时，要注意慢性排斥的发生，如果出现血肌酐、血压、尿蛋白升高，尿量逐渐减少，还可伴有肾区肿痛、关节酸痛等，你要警惕是否发生了慢性排斥。预防慢性排斥需要做到以下几点要求：

移植患者不能自作主张地停药、减药，甚至是更换免疫抑制剂。因为即使是同一种药物，又或者是不同厂家生产的产品，乃至于同一厂家生产不同剂型的药品，也不能够随意更换，如确实需要更换应在医生的指导下来进行。

严格按照服药时间正确服药，不要漏服、错服。遵医嘱服用免疫抑制剂，不要随意增加或者减少药物的服用剂量。如果患者记不清或者是忘记，则应该立即告知移植医生，以便正确合理来调整抗排斥药物剂量。

不宜用胸腺素（胸腺肽）和干扰素，不能服用如鹿茸、人参、蜂王浆等能够增强免疫力的药品或补品。因为有些药品或者补品会提高机体的免疫力，使患者出现排斥反应。

由于有些水果会影响免疫抑制剂药物的吸收，如柚子、西柚等水果是不能吃的。而有些食物或药物有可能影响免疫抑制剂的吸收和代谢，所以在服用中草药、维生素、保健食品等非处方药物前，应谨慎小心，咨询医生。

移植病人应加倍注意预防感冒和感染，远离易感环境和感染人群，如出现发热、腹泻、感染、呕吐等情况时应及时与医生联系。感冒会出现发热和身体不适的症状，但出现这些症状不能都认为是感冒，极有可能是排斥反应的一种表现；腹泻可使口服药物迅速排泄出人体外，故药物不能被充分吸收，从而使得摄入的免疫抑制药不足，而引发排斥反应。因此，遇有上述症状应当引起重视，以便及时治疗和采取补救措施。

移植病人防止过度劳累。过多过强的机体活动，一方面会造成肾血供不足，使肾处于疲劳状态，时间一长即可降低移植肾的功能；另一方面代谢加快，代谢产物增加，肾负担加重，也易导致排斥的发生。

避免服用如阿米卡星、链霉素、庆大霉素、感冒通等对肾有毒性的药物。定期监测免疫抑制剂浓度及血常规、肾功能等。

每天坚持监测血压、体重、体温，应及时发现问题并且明确原因；尽早解决为当务之急。原有的症状突然加重或出现任何新的临床症状都应引起重视，及时咨询移植医生或就医。

特别提醒："排斥信号"。

肾移植术后，不同时期出现的排斥反应其临床症状、体征都表现不尽相同。由于急性排斥反应是临床上最多见的一种排斥反应，其表现多种多样。因此，下面以急性排斥反应为例，介绍排斥反应的信号。做到早发现、早诊断、早预防、早治疗。

尿量减少：是急性排斥反应的主要标志之一，尿量减少也是发生排斥反应时出现的常见症状，也是病人最早出现的症状。如果平时病人很关心和很注意自己尿量的话，此时在无特殊原因的情况下突然出现尿量减少，甚至少尿或无尿，体重增加，出现水肿，就要注意是否发生了排斥反应。

发热：发热为病人急性排斥反应早期最常见的症状，一般没有畏寒，体温多在4:00～5:00体温上升，一般波动在37.5～38.5℃。

移植肾区肿痛：病人移植肾区出现肿痛，用手检查会发生移植肾质地变硬，肾界限不清，移植肾较前肿大，轻轻按压移植肾，疼痛会加重，故应特别注意，很大的可能是已经发生了排斥反应。需要注意：肿大的肾脏极易发生破裂，应减少活动，注意肾区有无包块等变化。

腹部胀痛：病人出现不明原因的腹部胀痛，以胀气为主，要引起注意。

全身不适：病人出现不明原因的全身不适，有疲劳、忧虑、乏力、四肢关节酸痛、头痛、紧张、话少、嗜睡、担心及烦躁等复杂的全身症状。

血肌酐水平升高：血肌酐水平升高是判断排斥反应的一项很重要的指标。在平时血肌酐水平比原来升高30%时就要引起注意，为排除化验误差，应再次复查。通常认为血肌酐水平升高50%，即可诊断为排斥反应。

尿中出现蛋白质：排斥反应发生时，是由于肾脏重新从尿液中重吸收蛋白质的能力下降；并且应过滤尿液的部位因肿痛而过滤孔增大，使得原先不能通过的蛋白质分子也能够通过滤孔。如果尿中经常出现蛋白质，则提醒病人有发生慢性排斥反应的可能。

体重增加：尿量减少后可出现病人的体重增加，晨起眼睑水肿，活动后下肢水肿，甚至出现胸腔积液或腹水等情况。

血压升高：发生排斥反应时，50%的病人会出现血压升高的症状；但原有高血压的病人则表现不典型，他们表现为血压突然的升高，并且对降压药物治疗反应性较差。

如果出现上述情况，特别是同时出现多个症状，应及时与移植医师联系，这些可能是肾移植排异的信号。

三、常规化验单的解读

（一）怎么看懂血常规化验单？

（1）血常规：血常规是反应你移植术后全身情况的主要观察指标之一。

（2）红细胞、血红蛋白和血细胞比容正常参考值

红细胞（RBC）：男，（4.0~5.5）×10^{12}/L；女，（3.5~5.0）×10^{12}/L。

血红蛋白（Hb）：男，120~160g/L；女，110~150g/L。

血细胞比容（HCT）：34%~48%。

临床意义：红细胞、血红蛋白及血细胞比容低于正常是诊断贫血的主要参考指标。

（3）肾移植术后，病人出现贫血症状的原因有以下几点。

肾移植术成功后，仍有12%~20%的患者会发生贫血。主要原因可能与促红素生成素分泌不足、免疫抑制剂、叶酸及维生素B$_{12}$缺乏、铁缺乏、溶血或感染对骨髓的抑制作用有关。移植后贫血，评估其最早期的检测应包括红细胞及网织红细胞计数、维生素B$_{12}$和叶酸水平、铁检测、大便隐血等，然后根据实际个人不同的情况来进行对因治疗，去除病因后贫血均能恢复。

（4）白细胞计数（WBC）正常参考值：成年人白细胞计数：（4.0~10.0）×10^9/L，其中中性粒细胞占50%~70%，淋巴细胞占20%~40%，在白细胞的分类中也是中性粒细胞和淋巴细胞比率更有意义，其中中性粒细胞占50%~70%，淋巴细胞占20%~40%，淋巴细胞增高多见于某些病毒或细菌感染；中性粒细胞升高多见于感染性疾病、大手术后等。

肾移植术后出现白细胞下降有以下几点原因：肾移植术后白细胞下降主要由药物引起。应用如吗替麦考酚酯、环磷酰胺等免疫抑制药物都可能引起骨髓抑制导致白细胞和血小板减少。相对而言，血小板和白细胞受到吗替麦考酚酯的影响较小。其他药物如磺胺类药物、青霉素、更昔洛韦、别嘌醇等也能引起白细胞减少。多种感染，特别是如CMV病毒感染和全身性细胞感染也能伴发白细胞减少症。遇到上诉情况需严格查因后再对症治疗。当白细胞减低时，患者抵抗力减弱，容易合并细菌、真菌以及病毒等多重感染，且感染的加重会进一步消耗白细胞，超过骨髓代偿能力，会使白细胞进一步减少而危及生命，应

引起高度重视。病人在适当减量或停药后，通常白细胞就可恢复到正常范围。处置方法：应特别注意，除了停药外，可用重组人粒细胞巨噬细胞集落刺激因子（皮下注射，每日或隔日应用）；也可给予人粒细胞集落刺激因子（每天1次，静脉注射或皮下注射）。必要时可输注白细胞悬液等。

　　引起肾移植术后白细胞增高一般情况下有以下几点原因。肾移植术后白细胞增高发生时间主要是：① 可发生在肾移植后早期应用大剂量激素；② 发生排斥反应后应用大剂量激素冲击治疗时。其升高的原因为：① 糖皮质激素能使衰老的白细胞在肝、脾等脏器中被破坏的速度变慢，使得一些衰老的白细胞仍在血液中残存。糖皮质激素能刺激骨髓造血功能，并促使白细胞从骨髓释放增多，从而引起外周血中白细胞增多。② 使用糖皮质激素后，白细胞从血循环中向血管外游走减少，尽管此时白细胞显著升高，但患者并无发热，心力加快等感染症状，这说明白细胞虽有增加，但并不意味就有感染存在。③ 糖皮质激素能刺激骨髓造血功能，并促使白细胞从骨髓释放增多，从而引起外周血中白细胞增多。④ 肾移植术后白细胞增高，多见于组织损伤、急性出血、急慢性感染等。处理：主要是治疗原发病。

　　（5）血小板计数（PLT）正常参考值为：（100～300）×10^9/L。

　　临床意义：血小板计数增高常见于急性大失血和溶血后一过性增多，持续性增多见于血小板增多症，脾切除后急性感染，溶血、骨折等，肾移植术后早期常可出现血小板计数减少，多见于应用如更昔洛韦抗病毒药物，如猪抗人T淋巴细胞免疫球蛋白抗体免疫抑制剂等。血小板计数减少见于急性白血病、原发性或继发性血小板减少性紫癜、脾功能亢进、再生障碍性贫血、急性放射病、DIC、血栓性血小板减少性紫癜及尿毒症等。

（二）怎样看懂尿常规化验单？

　　对于肾移植患者，尿常规可直接反应移植肾功能状况及是否存在尿路感染，尿常规化验单是分析接受尿常规检查者的身体健康状况的基本指标和重要依据。留取尿液标本以清晨首次新鲜尿（清晨首次尿能反应肾浓缩功能，也可检测细胞和管型）为好，或膀胱存留4小时以上的随时新鲜尿，正确收集和保存尿液标本以保证检验结果的可靠性和准确性。尿液标本留取后最好30分钟内送检，搁置过久易致尿液中的部分成分分解而影响检验结果的准确性。

对于患者来说，可能出现几项指标异常，在诊断疾病时，除了结合临床症状外，还应把各项数据联系起来看，一般而言，以尿糖、白细胞、酮体、尿蛋白、尿红蛋白、尿比重等的意义更为重大，其他项目可作为参考。

（1）尿糖阴性（GLU）

正常人尿葡萄糖（简称尿糖）定性结果为阴性。若出现尿糖阳性，尿糖阳性可有肾小管功能减退、大量进食糖类物质、血糖增高（如糖尿病）等原因引起，另外，应用异烟肼、链霉素、维生素C、阿司匹林等药物亦可致尿糖假阳性反应。应及时检查血糖，以便明确尿糖增高的原因。

（2）尿酮体（KET）

酮体是β-羟丁酸（78%）、乙酰乙酸（20%）、丙酮（2%）的总称。酮体尿是指尿中出现大量酮体，简称酮尿。正常人尿酮体检查结果为阴性，尿酮体阳性可见于人体严重饥饿状态及呕吐、糖尿病酮症酸中毒等，二者可通过检查血酮体、血糖来加以区分。

（3）尿比重或尿相对密度（SG）

尿比重是一种水中溶质重量的测定，在临床上用于估计尿的渗透压以及患者的水化状态，并可粗略判断肾小管的浓缩稀释功能，正常尿相对密度为1.015~1.025。相对密度过低（<1.015）见于尿崩症患者及大量饮水、肾小管功能减退、过多输液时。相对密度过高（晨尿>1.020）见于脱水、出汗过多、高热及休克患者。

（4）尿隐血（BLD）

尿隐血试验是测定尿液中是否存在血红蛋白、肌红蛋白，反映尿内有无异常增多的红细胞存在的试验。若显微镜检查无红细胞尿隐血阳性，不能轻易判断为血尿。当尿中有血红蛋白、红细胞、肌红蛋白时可出现尿隐血阳性。

（5）尿pH（pH-U）

尿液酸碱度检查主要用于疾病的筛选诊断、疗效观察、也对其他系统疾病的诊断、预后判断有间接参考价值。尿pH值波动于4.5~8.0，一般为5.0~6.0。尿pH可反映人体内酸碱平衡及肾小管功能，酸性条件下可发生尿酸盐性、草酸盐性或胱氨酸性结石。碱性尿条件下可发生磷酸盐性或碳酸盐性结石。尿pH可作为用药的一个指标，即可根据需要酸化尿液或碱化尿液。尿的酸碱度在很大程度上取决于饮食种类、服用的药物及疾病类型。

（6）尿蛋白定性（PRO）

尿蛋白是指尿液中所含的蛋白质。用于初步判断肾的功能，协助诊断或疗效判断，亦用于病程的动态观察。一般认为正常人每天排出蛋白尿的量为40～80mg，最多至100～150mg，常规尿蛋白定性为阴性，如定性试验呈阳性，尿中蛋白质24h＞150mg称蛋白尿。尿蛋白阳性排除生理性蛋白尿外，可见于肾小管间质性疾病（如间质性肾炎、慢性肾盂肾炎），肾小球疾病（如急慢性肾小球肾炎）或全身疾病侵犯肾（如系统性红斑狼疮复发、糖尿病）等。应注意，首次尿液检查蛋白阳性，不一定有病理意义，有些人可在几天内完全消失，故应复查1～2次。复查仍阳性者，应留24小时尿做蛋白定量，定量＜150mg，表明原定性阳性只是一过性现象或假阳性结果。假阳性结果可见于应用大剂量青霉素、索米痛片及含磷酸盐的药物如治疗骨质疏松的药物等，当尿路感染时可因尿内混有大量血、脓及黏液等成分出现偶然性蛋白尿；若尿液存放过久伴细菌污染或混有白带时也可出现假阳性。

尿蛋白定性实验的结果在化验单上表达方法及其与蛋白量的关系如下：

（－）无蛋白质；（±）极少量，0.1g/L以下；（＋）少量，0.1～0.5g/L；（＋＋）中等量，1g/L；（＋＋＋）多量，2-3g/L；（＋＋＋＋）极多量，3.5g/L以上。

（7）镜检红细胞（RBC）

正常人尿中偶见红细胞，若镜检＞3个/HP，称镜下血尿。若尿外观呈洗肉水样、血样、酱油样或有血凝块则称为肉眼血尿，多见于结石、泌尿系肿瘤、前列腺疾病、外伤和泌尿系感染等。行新鲜尿红细胞形态检查如发现如红细胞大小不等，变形红细胞＞80%常提示肾小球性血尿；如尿红细胞均一，变形红细胞低于20%者常提示非肾小球性血尿；若尿中变形红细胞和正常红细胞数目基本相等称为混合性血尿，常提示肾小球损害的同时合并肾小球部位以下泌尿系的损害。

（8）镜检白细胞或脓细胞（LEU）

正常人清洁中段尿沉渣镜检白细胞不超过5个/HP，若超过5个或出现大量白细胞，多为如肾结核、膀胱炎、肾盂肾炎或尿道炎等泌尿系感染，脓细胞为变性的白细胞，其意义和白细胞相同。此时，应进行中段尿培养+尿菌落计数+药敏实验以明确诊断。

对于普通单纯性尿路感染的治疗包括：① 对于有尿痛、血尿、尿急等膀胱刺激征的急性发作者，应予卧床休息、多饮水等一般治疗；② 按抗菌药物治疗，首先选择如喹诺酮类药物包括甲磺酸左氧氟沙星等不良反应小、价格低廉、疗效高、最为常用的药物；头孢类抗生素包括头孢呋辛酯、头孢克肟等。

（三）肾移植术后常规血生化检查指标临床意义有哪些？

肾移植术后常进行的血生化检查项目有：血肌酐、血电解质（钾、钠、氯化物、钙及无机磷）、白蛋白，球蛋白、尿酸、血清总蛋白、二氧化碳结合力、尿素氮、血脂（三酰甘油、总胆固醇）等。

（1）血肌酐（Scr）

肌酐是肌酸代谢的最终产物。血清肌酐测定可用于了解肾小球滤过功能受损的情况。血中的肌酐由外源性和内源性两类组成，主要由肾小球滤过，肾小管基本不重吸收。内源性肌酐由肌肉代谢产生，每天生成量比较恒定，在外源性肌酐摄入量稳定的情况下，血液中肌酐的浓度取决于肾小球的滤过功能。当肾实质受损时血中肌酐浓度升高，血肌酐升高程度与病变严重性一致，这是检验肾小球滤过功能的重要指标。

（2）血尿素氮（BUN）

血尿素氮是肾功能主要指标之一，尿素氮的变化对非蛋白氮数值的影响较大。临床上常选用尿素氮的检测来代替非蛋白氮的测定。

尿素氮是人体蛋白质代谢的主要终末产物。通常肾为排泄尿素的主要器官，尿素从肾小球滤过后在各段小管均可重吸收，但肾小管内尿流速越快重吸收越少，也即达到了最大清除率。和血肌酐一样，在肾功能损害早期，血尿素氮可在正常范围。当肾小球滤过率下降到正常的1/3～1/2时，血尿素氮的浓度才迅速升高。尿素氮较易受饮食、肾血流量的影响，如有蛋白质分解因素包括感染、肠道出血等也可使尿素氮升高。正常情况下，血尿素氮与肌酐之比值为10：1，比值升高的原因有高蛋白饮食、胃肠道出血、肾缺血、溶血，心功能不全和高分解代谢状态（烧伤、高热、肾上腺皮质激素治疗等）、血容量不足及某些急性肾小球肾炎，多为肾前因素引起，均可使比值增高，甚至可达20～30，而低蛋白饮食，肝疾病常使比值降低，此时可称为低氮质血症。

正常成年人空腹BUN为3.2～7.1mmol/L。各种肾实质性病变，如肾小球肾炎，间质性肾炎，急性肾衰竭和肾破坏性病变均可使血尿素氮增高。肾外因素也可引起血尿素氮升高。临床意义如下：

① 增高：肾灌注减少（失水、低血容量性休克，充血性心力衰竭等），尿路阻塞性病变，高蛋白饮食、分解代谢亢进状态，肾小球病变，应用糖皮质激素等。

② 降低：急性肾小管坏死。

血肌酐和尿素氮两者分别为含氮的有机物和蛋白质代谢的终末产物，在肾功能正常的情况下，这些小分子物质从肾小球滤出，故可用作肾小球滤过功能的诊断和过筛指标，当肾小球滤过功能减低时，血肌酐和尿素氮因潴留而升高。

血尿素氮易受到尿量及氮负荷的影响，如上消化道出血、某些严重肝病、严重感染、应用肾上腺皮质类固醇药物和饮食中蛋白质过多时，可引起血尿素氮的暂时升高。此外，在肾功能不全的早期，血尿素氮不一定升高，只有当肾小球滤过率下降至正常的50%以下时，血尿素氮才显示异常，所以血尿素氮虽可作为判断肾小球功能的指标，但不如血肌酐准确。

（3）尿酸（UA）

尿酸是体内嘌呤代谢的终产物，血尿酸测定主要用于肾功能评价、痛风诊断和关节炎的鉴别诊断。正常值208～428（男）μmol/L、155～357（女）μmol/L。血尿酸增高常见于痛风、慢性肾功能不全。尿酸长期增高或短期内急骤增高均可致肾损伤。此项指标有助于较早期的诊断肾病变。肾移植患者血尿酸含量升高的常见原因有：移植肾功能不全和CsA或FK506引起的与剂量相关的肾功能损害，此外应用抗排斥药物咪唑立宾和泼尼松可显著增高尿酸血症的发生率，其他原因有原发性痛风、糖尿病、应用氢氯噻嗪等噻嗪类利尿药等，以及患者急剧体重减轻、应激状态、长期禁食、长期摄取高热量膳食等。但应注意，若能严格控制禁食含嘌呤丰富食物3天，排除外源性尿酸干扰再采血，血尿酸水平改变较有意义。

（4）血清总蛋白（TP）、白蛋白（ALB）、球蛋白（GLB）

正常值：总蛋白60~80g/L；白蛋白40~55g/L；球蛋白20~30g/L。肾病综合征及营养不良者常出现人血白蛋白降低。自身免疫性疾病所致肾炎（如狼疮性肾炎）、肝硬化患者常表现出血清球蛋白增高。

（5）血清钾（K⁺）

正常值3.5~5.5mmol/L。少尿或肾功能不全患者易出现血钾增高（＞5.5mmol/L），血钾明显增高会导致严重心律失常甚至危及生命。过度利尿或进食过少时可致低血钾（＜3.5mmol/L），患者出现四肢无力（甚至软瘫）、腹胀等表现。

（6）血清钠（Na⁺）

正常值135~145mmol/L。肾病患者常因水肿、限制食用盐或禁止食用盐，而出现低钠血症，表现乏力、四肢麻木、严重者昏迷。

（7）血清氯化物（CL⁻）

正常值95~150mmol/L。常因限制食用盐或禁止食用盐而出现。

（8）血清钙（Ca²⁺）及无机磷

正常值：血清钙2.25~2.58mmol/L，血无机磷0.97~1.61mmol/L。尿毒症患者常出现血钙降低及血磷增高，可表现为手足搐搦（俗称手脚抽筋）、软组织钙化及继发性甲状旁腺功能亢进，长期服用激素易出现低血钙。

（9）二氧化碳结合力（CO₂–CP）

是反映人体内酸碱平衡的指标之一。降低常见于肾功能不全、剧烈腹泻、糖尿病酮症酸中毒等；升高常见于：急性胃炎、肺部感染及碱性药物等。根据二氧化碳结合力情况适时调整碳酸氢钠用量，以维持人体酸碱平衡。

（10）血清葡萄糖（GLU）

指血液中葡萄糖浓度，是诊断糖尿病的主要检查项目之一，对于判断糖代谢的情况及糖代谢紊乱相关疾病的诊断有重要意义。

血脂是血液中各种脂类物质的总称，其中最重要的是胆固醇和三酰甘油。无论是胆固醇含量增高，还是三酰甘油的含量增高，或是两者皆高，统称为高脂血症，高脂血症与动脉粥样硬化关系密切。

（11）总胆固醇（TC）

肝脏是合成和贮存胆固醇的主要器官，TC测定主要用于原发性和继发性脂代谢异常症的诊断，动脉粥样硬化性疾病危险性预测，重症肝病和营养学评价。国内外专家推荐成人理想胆固醇值为<5.2mmol/L，5.23～5.69mmol/L为边缘升高，>5.72mmol/L为升高。

（12）三酰甘油（TG）

又称脂肪，来源于食物脂肪和肝脏合成的脂肪，它是人体内含量最多的脂类，是临床血脂分析的重要指标。TG的合适范围为<1.7mmol/L，超过1.7mmol/L即为升高。

（13）转氨酶

转氨酶是人体代谢过程中必不可少的"催化剂"，主要存在于肝细胞内，当肝细胞发生炎症、坏死、中毒等，造成肝细胞受损时，转氨酶便会释放到血液里，使血清转氨酶升高。它是反映肝脏功能的一项重要指标，其中以谷丙转氨酶和谷草转氨酶最为重要。谷丙转氨酶水平可以敏感的监测到肝脏是否受到损害，所以测定血清中此酶的含量可作为诊断、鉴别诊断及预后观察的依据。而谷草转氨酶以心脏中活力最大，其次为肝脏。

（14）间接胆红素（IBIL）

指血红蛋白中血色素的分解产物，在血循环中与清蛋白结合转运。

（15）直接胆红素（DBIL）

是指被肝细胞摄取，与葡萄糖醛酸结合后的胆红素，凡登伯定性试验呈直接反应。直接胆红素升高，说明经肝细胞处理和处理后的胆红素从胆道的排泄发生障碍，测定直接胆红素主要用于鉴别黄疸的类型。增高见于药物或病毒性肝损伤、胆道梗阻、肝内淤胆等。

免疫抑制药中对肾移植肾有不良反应的有FK506、硫唑嘌呤、CsA，仍是目前主流应用的免疫抑制药，在起免疫抑制作用的同时，又对肝、肾及其他器官有一定的不良反应。肾移植受者应在有经验的医生指导下，根据受者的年龄、体重、免疫状态用药，制定个体化治疗方案，避免或减少毒副作用的发生、预防感染，减少排斥反应和药物中毒发生。为了长期保持移植肾良好的功能，加强自我监测，做好除尿量、检查结果、体重、体温、服药种类剂量等一般记录外，还要严格遵守医嘱服药，不能擅自减药、药停、漏服等；定期，门诊复查肝、肾功能、血、尿常规，以便及时发现药物的不良反应及其他情况，如有条件可定期监测血药浓度。还应尽量少去公共场所，注意季节的变化，防止感冒，预防和治疗各种感染，注意饮食卫生，控制血脂；在医生指导下谨慎应用其他药物。如患者在外地，可定期向原移植医生汇报，处理好小的外伤。如出现不良反应情况应及时与医生联系，积极妥善处理各种出现的状况，及时治疗，避免出现排斥反应和药物中毒的发生，使移植肾保持良好的状态，提高移植肾长期存活率。让广大肾移植患者健康长寿。

（二）常见免疫抑制剂的毒副作用

1. 环孢素有何作用和不良反应

环孢素（CsA）于20世纪80年代初问世，使移植肾的存活率明显提高。

作用：环孢素有强力的免疫抑制作用，能延长移植器官的存活期，可用于多种类型的器官移植：心脏、肾脏、肝脏、胰腺、小肠、肺，心肺-联合，胰-肾联合移植及骨髓、胰岛细胞移植等。

不良反应：最常见的不良反应有：肾功能损伤、高血压、感染、多毛、肠胃功能紊乱、齿龈增生、肝功能损坏、震颤、疲劳、头痛及感觉异常。较少发生的不良反应：痤疮、皮疹、高血糖、高尿酸血症、高钾血症、低镁血症、贫血消化性溃疡、水肿、体重增加、惊厥、可逆性痛经或闭经。长期应用发生恶性肿瘤的危险性比正常人高。

特别提醒：您服用环孢素必须定期复查，并且在您的移植医生的指导下，定期准时做环孢素血药浓度监测。

环孢素需要在15～30℃、避光、密闭保存。不能放入冰箱保存，保存温度过低环孢素口服液会出现絮状物，置于25～30℃的温水中待澄清后服用，不会影响疗效。

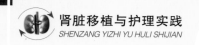

2. 他克莫司有何作用和不良反应

作用：他克莫司（FK-506）是一种相对较新的免疫抑制剂，是真菌的大环内酯类代谢产物，其结构与红霉素类似，作用机制类似于CsA，FK-506不但可以预防肝或肾移植术后的移植物排斥反应，而且也可以用于治疗肝脏或肾脏移植术后应用其他免疫抑制药无法控制的移植物排斥反应。其抗排斥作用的强度为环孢素的50～100倍，而不良反应却比环孢素少。

不良反应：感染的风险增加、恶性肿瘤的风险增加、贫血、白细胞减少或者增多、多毛症、高血糖、糖尿病、高钾血症、头痛、失眠、惊厥、高血压、心律失常、昏厥、消化不良、胃肠道出血、呕吐、肝功能异常和黄疸、哮喘、脱发、瘙痒、出汗和皮疹过敏反应等。

特别提醒：FK506在引起高血糖症这方面副作用尤为突出，在服用FK506期间，除要定期监测血药浓度外，建议定期监测血糖浓度。

3. 吗替麦考酚酯有何作用和不良反应

作用：吗替麦考酚酯适用于：接受同种异体肾或肝移植的患者用以预防器官排斥反应，吗替麦考酚酯应该与他克莫司或环孢素A和皮质激素同时应用。吗替麦考酚酯一般作为硫唑嘌呤的替代药物与其他免疫抑制药联合用药，并已大量应用于肾移植、心脏移植和肝移植病人，可以明显减少急性排斥反应的发生率，对急性排斥反应的治疗也有一定的作用。

不良反应：吗替麦考酚酯不良反应主要表现为腹泻和白细胞减少症，伴随贫血、恶心、腹痛、败血症、增加感染的易感性，可能促进淋巴瘤及其他恶性肿瘤的发生，还未见肝毒性和肾毒性的报道。孕妇应当避免使用，因为孕妇使用可能对胎儿产生伤害。本品在动物中具有致畸作用。

特别提醒：吗替麦考酚酯和硫唑嘌呤是同一类药物，两者不可同时服用。

4. 糖皮质激素有何作用和不良反应

作用：常用于器官移植治疗，急性排斥时可采用大剂量甲泼尼龙冲击治疗。其他还用于治疗血液疾病及肿瘤、获得性（自身免疫性）溶血性贫血、成人继发性血小板减少、风湿性疾病、药物过敏反应等。

不良反应：长期大剂量应用可引起水肿、多毛、骨质疏松、肥胖、血钾降低、高血压、伤口愈合不良、胃及十二指肠溃疡甚至出血、穿孔等不良反应。此外，还可见肾上腺皮质功能亢进、动脉粥样硬化、糖尿病、癫痫、增加分解代谢等。用药时不能突然停药应该逐步减量，以免出现肾上腺皮质功能不足。

特别提醒：此类药物有较多毒副作用，在起初用药时，会出现面部浮肿，血糖升高（尤其是糖尿病患者），长期使用毒副作用更为明显，在用药过程中如果出现血压过高或严重不适应的情况，应立即和您的移植医生联系，并医生指导下改用其他药物。

5. 百令胶囊有何作用和不良反应

作用：百令胶囊在肾移植中，不作为主要的免疫抑制剂，而是在其他免疫抑制药的基础上作为辅助用药，能减少急性排斥反应的发生，以及抗慢性排斥反应的效果，百令胶囊尚能增强CsA免疫抑制效果，从而可减轻蛋白尿，并能减轻CsA所引起的毒性反应。提高肾移植病人的存活率。百令胶囊可以补肺肾，益精气，也可用于肺肾两虚引起的咳嗽、气喘、咯血、腰背酸痛及慢性支气管炎、慢性肾功能不全的辅助治疗。

不良反应：个别病人咽部不适，忌辛辣、生冷、油腻食物。其他不良反应尚不明确。

第五章　肾移植术后饮食

一、肾移植术后饮食

我国目前每年所做肾移植的数量大概在5000人左右，而在百度上关于搜索肾移植术后饮食的相关竟多达60多万个，这就足以说明对肾移植的患者来说饮食是非常重要的。据调查显示，肾移植患者在围手术期各项健康教育需求中，饮食是围绕于患者术前、术后、出院后等各个阶段均为非常重要的需求，在众多维持移植肾功能，延长移植肾的存活时间的原因中，饮食是患者能自我控制的重要因素。

肾移植术后移植肾功能的恢复、发生排斥反应时治疗以及患者自身身体健康状况是术后良好的饮食指导的基础。合理的饮食于患者而言，是可以有效地预防和减少使用免疫抑制剂所引起的并发症，减少移植后排斥反应的发生，最终能有效维护移植肾的功能。由于免疫抑制剂的应用及术前慢性肾功能衰竭和透析状态，体内各个器官均有不同程度的损伤，多合并贫血、低蛋白血症，术后多尿期造成大量水、钠、钾等电离子的丢失，会对机体的营养状况产生不良影响，包括机体的相关代谢，免疫抑制剂可引起血糖升高，高血脂，高血压，高尿酸血症，肝功能异常，白细胞减少，低钙等。若按一般外科手术后高热量，高蛋白、高维生素的原则供给，会加重肾脏负担，延缓肾功能恢复，所以必须重视饮食对移植肾的影响。术后开展早期营养支持治疗的主要目的是减少蛋白质的分解代谢，以促进伤口的愈合；而移植肾后期进行营养治疗的主要目的是减少或者减轻各种移植术后相关的并发症，比如糖代谢异常、肥胖、高血压、高脂血症等。术后良好的饮食控制对于肾移植患者来说，不仅能提高其生活质量，还能明显延缓移植肾功能的衰退，甚至减少抗排斥药物所导致的各种并发症的发生。移植术后患者体重的增加或减少都会相应地引起机体对免疫抑制剂药量需求的增加或减少，这一点对于保护移植肾功能和防止排斥反应均是不利的。因此，肾移植术后的营养治疗同免疫抑制剂的治疗一样，对患者以及移植肾的长期存活起到同等重要的作用。患者可以根据自身的体重和尿量，控制每天的饮水量、饮食量，据此调节每天的出入量。还应当保持体内水分的平衡，避免因为水分过少影响移植肾的灌注量，进而影响其功能。若摄入水分过多，则会导致心脏负荷加重，进而引起心力衰竭；肾移植术后患者的饮食原则为：适量的优质蛋白、低脂肪、低糖、低盐、高纤维素。食物多样化，并注重粗细搭配。移植患者在术后的不同阶段，身体恢复程度是不同的，应该相应的调整能量摄入。

（一）肾移植术后不同阶段的饮食指导

1. 术后初期饮食指导

由于麻醉、手术后的原因，术后第1天胃肠功能尚未恢复正常，术后第1天要禁饮禁食，通过静脉输液补充能量。术后2～3天部分患者的胃肠功能开始逐渐恢复，在肛门排气后观察半日，嘱患者少量饮水，若无腹胀等不适则可给予3%低蔗糖或无蔗糖的优质低蛋白流质饮食，如粥类、米汤等易消化的流质、半流质食物。饮食中应限制单糖及其相应制品，如过甜的白糖、红糖、蜂蜜、芝麻糊等；适当限制产气食物，如豆浆、豆奶粉、牛奶、马铃薯等，可以将蛋清羹、浓米汤、麦片、藕粉等作为主要热量来源。若患者每日尿量超过2000mL，则不必限制饮水量。每日进食原则宜少吃多餐。若患者肾功能尚未恢复，且每日尿量较少，应减少入量，防止入量过多引起全身水肿，甚至肺水肿。若患者每日尿量较多，出量明显增多，应适当补充食盐，减少钠的流失。

能量及营养要求：流质饮食供给能量500kcal/d以上，蛋白质24g/d，其中优质蛋白约占80%以上。

2. 术后试餐期

术后3～5天为试餐期，此时患者部分胃肠功能恢复，肾功能也逐渐恢复，手术创伤逐渐减小，患者开始口服免疫抑制剂，同时口服大量泼尼松等糖皮质激素类药物，患者一般情况尚可，应给予易消化、质软、少渣半流质低糖类、无刺激的高蛋白饮食。比如蔬菜大米粥、低糖蛋糕、面条、鸡蛋羹、面包等。少吃多餐，每次进食一次以8分饱为宜。能量要求供给1500～1700kcal/d，蛋白质55～60g/d，食盐4～5g/d，低盐饮食。术后适当的热量供给可以减少早期术后蛋白质的分解代谢。

术后1周内以下3种食物应限制甚至禁止食用：①甜食：因大量激素的应用会出现不同程度的高血糖，美国糖尿病控制和并发症研究组（DCCT）早在1993年就已经明确提出血糖控制不佳会增加移植后患者心血管疾病发生率，是影响移植肾长期存活的高危因素；②产气多的食物：如豆浆、牛奶等可能会造成腹胀不适从而引起手术切口疼痛，增加患者痛苦，导致食欲下降；③尽量避免进食枣泥、油腻、硬食的饮食，以防出现消化不良。

3. 术后恢复早期

术后5～10天，肾功能基本恢复，输液量逐渐减少，由于开始服用免疫抑制剂，患者自觉食欲较好转，这个时期应尽早给予低盐、低脂软食，高维生素、优质蛋白，其中，优质蛋白的增加主要以动物性蛋白为主，如鱼类、瘦肉（主要为以禽类：如鸡、鸭、鹅等），蛋类和奶类中所含蛋白质是最佳的蛋白来源（若患者腹胀明显，应少食牛奶。）"没腿的比有腿的好，两条腿的比四条腿的好"意思是鱼类等海鲜生物的蛋白比禽类的好，禽类的蛋白比畜类的好。午餐进食瘦肉，早餐或晚餐时可进食牛奶、鸡蛋，平时多喝骨头汤，既可以补充优质蛋白，又可以补充钙。但豆类制品，如大豆、花生等富含植物蛋白的食品，在体内代谢后会产生大量的胺，需要通过肾脏代谢，这样会增加肾脏负担，甚至出现肾功能的损害，尽可能少食用。根据食欲和体重宜供给能量35～55kcal/（kg·d），蛋白质1.6～2.4g/（kg·d），补充富含维生素的新鲜蔬菜和水果，水果通常不超过250g/d，宜在饭前30～40分钟吃，带皮水果要洗净和削皮，不能和海味同食。还应多摄入通水利尿的食物，如冬瓜、薏仁；含脂肪的鱼类，如鲤鱼、鲫鱼、黑鱼等。每日3～4餐，饮食卫生需要特别注意。因为患者长期服用免疫抑制剂，会使患者自身抵抗力降低，所以食物一定要确保新鲜、质量好，饭菜一定要煮熟、烧透，尽量不点外卖，若无法避免，则食用前一定要加热充分，减少甚至防止胃肠道疾病的发生。

4. 术后恢复期

术后10～30天，若患者一般情况可，未出现明显的排斥反应和感染，则饮食原则为低盐、低糖、低胆固醇及优质蛋白普通饮食。摄入含动物蛋白食物时必须与米饭、馒头、面包、藕粉等主食一同摄入，使摄入的蛋白不是成为热量被消耗，而是可以充分发挥其主要作用。日常饮食中应增加含纤维素高的食品，比如笋类、麦麸、燕麦片等粗粮，一方面笋类、麦麸、燕麦片等粗粮里含有大量的B族维生素，另一方面粗粮里还含有大量膳食纤维，可以促进肠胃蠕动。限制豆制品的摄入能够不增加移植肾的负担。泼尼松的应用以及机体的逐渐恢复，患者饭量增大，使得体重增加过快，这一点对抗排斥治疗有不利影响，会增加免疫抑制剂的药量从而增加经济负担，同时还会引发心血管系统并发症，适当控制主食和蛋白，可以有效防止后期患者体重增长过快。给予高纤维素食物，比如燕麦50g/d，可以预防因免疫抑制剂导致的高脂血症，从而降低移植肾血管和全身血管粥样硬化及斑块形成。食物中的纤维素可以影响体内钙盐的吸收，而长期服用免疫抑制剂可抑制肠内钙的吸收，还会增加钙的排出，导致骨质疏松的原因多数与长期摄入钙不足有关，临床主要表现为手足抽搐、关节疼痛、腰痛等，所以一定要加强钙的补充。而食物中钙最好来源包括豆类、奶制品和奶，各种绿色蔬菜、各类瓜子也是钙的较好来源，少数食物如黑芝麻、海带、虾皮等含钙量也特别高，还应特别注意补钙的同时需补充维生素D，因为维生素D可促进钙的吸收，从而提高血钙水平。胆固醇过高的食物摄入过多容易导致肥胖、高脂血症、冠心病等，使移植肾更快的失去功能，因此脂肪摄入量应当限制在总热量的30%以下。膳食中脂肪主要来源为肉类、动物油脂和植物油。大多数植物油如玉米、大豆、花生油等，主要含有不饱和脂肪酸，可以降低血液胆固醇的含量，对于预防高脂血症、冠心病有一定功效，同时杏仁、松子、核桃等坚果类脂肪也是优质的植物性脂肪，而棕榈油、椰子油中饱和脂肪酸含量高，应当限制摄入。动物油的饱和脂肪酸含量较高，应尽量减少或避免摄入，摄入过多，容易引起血中胆固醇升高，从而引起多种并发症。动物性来源有猪肉、羊肉、小牛肉、牛排、禽油、奶油、黄油、乳酪等；胆固醇脂存在于动物性食物中，一般来说，脑中含量最高，内脏比肥肉高，肥肉比瘦肉高。肾

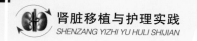

移植患者术后禁忌食用鱿鱼、蟹黄、鸡蛋黄、墨鱼蚌等。

5. 术后稳定期营养管理

术后2～3个月，虽然患者暂时不会因为肾功能衰竭和慢性透析而大量丢失蛋白质，但需要面临更多潜在的外科并发症和其他原因的蛋白丢失，所以膳食蛋白的摄入量应高于术前。肾移植术后3～6个月，大部分患者肾功能和免疫抑制药物的调整已基本稳定，同时病情也趋于稳定，此时患者对饮食仍不能无所顾忌，应通过改变生活规律，调整饮食、规律服用药物，来保持良好的饮食习惯，同时还应经常进行体育锻炼等积极改善患者的肥胖、血脂失调、肾性营养不良和高血压。

若机体无明显排斥反应和感染时，美国饮食营养协会推荐移植后8～12周蛋白质每日摄入量1.3～1.5g/kg，能量根据标准体重，简单算法为标准体重（kg）等于升高减去105。

（1）体重低于标准体重10%～20%时，按每日35～45kcal/kg提供能量。

（2）体重等于标准体重：通常按每日30kcal/kg左右提供能量。

（3）体重大于标准体重：大于标准体重的10%时应限制能量摄入，通常按每日25kcal/kg左右提供能量。

具体营养素要求及饮食相关注意事项如下：

① 脂肪：移植后常常由于脂肪性肉类控制欠佳，有体重增加倾向，常并发高胆固醇血症，与此同时长期高脂肪饮食会降低移植肾的存活率。因此，强调移植术后的大多数患者适用于低胆固醇、低脂肪饮食。

② 盐：肾移植术后患者肾功能正常但仍有高血压的，盐的摄入量应控制在每天2～3g。对于血压正常，没有水肿的患者，盐的摄入可适当放宽，每天6g。长期摄入大量的盐，可能导致或加重高血压病。可以使用香料或香草代替食盐，选择低脂色拉、低脂蛋黄酱、芥末等调味品改善食物味道。

③ 鱼油：每天补充3～6g鱼油制剂，对肾小球滤过率、有效循环血容量和环孢素毒性有一定的改善作用，w-3脂肪的有益作用可以减少炎症因子如血管收缩因子、血小板激活因子和化学趋化因子的生成，同时可以减少肾血

栓素A2的生成，从而改善蛋白尿和环孢素所致的血管收缩。

④ 钙、磷和维生素D：肾移植后复查若血钙浓度正常，可适当补充钙；如果有低钙血症或者甲状旁腺功能亢进者，应补充活性维生素D_3；如果患者出现低磷血症，还应适当补充磷制剂。

⑤ 维生素和微量元素：维生素制剂补充并不是常规治疗。肾移植术后维生素A常偏高，不必补充维生素A；对于移植患者还应常规补充铁，铁是人体内含量最多的微量元素，其最主要的生理功能是参与血红蛋白的构成，肾移植术后有50%～60%患者呈铁缺乏状态，铁缺乏可影响术后贫血的纠正，富含铁最好的膳食是动物血和肝脏，植物来源最好的是干豆和蔬菜，黑木耳和芝麻酱等；对长期服用激素的患者，应补充锌，肾移植患者可能由于免疫调节所致存在锌代谢异常，肾移植术后1周，血锌水平值下降最低，之后开始缓慢回升，发生急性排斥反应时血锌水平下降明显，鲱鱼、牡蛎等海产品富含锌元素，牛肉、海鱼及其他红色肉类是锌的良好食物来源，但全粒麦、肉类、肝脏、蛋类食物、大白菜、白萝卜等虽含锌量丰富，但机体吸收率低；补充维生素E有助于减少排斥反应所损伤血管的氧化刺激作用；补充适量的叶酸可以预防巨幼红细胞贫血；还可补充适量的硒，食物和饮水是机体硒的主要来源，最富含硒的食物是动物内脏和海产品，以下顺次是肌肉，不同产地的玉米和谷物、乳制品、水果和蔬菜。硒有抗氧自由基作用，防止镉和汞等金属元素的毒性作用，起到解毒和防止肾小管坏死及肾组织变性的作用，还可以抗动脉粥样硬化。

⑥ 酒精：酒精会损害胃黏膜，增加肝脏及肾脏负担，增加心脑血管发生的危险，干扰免疫抑制剂的吸收和代谢，大量饮酒会明显增加环孢素的吸收，从而增加其毒性作用。此外还会增加痛风患者血中的尿酸水平。对于高血压患者，且血压不稳定者，应明确禁止摄入酒精。对于肝功能异常、痛风及糖尿病患者也应避免饮酒。

⑦ 规律锻炼：规律锻炼是肾移植术后十分重要的一部分，可减轻免疫抑制剂的毒副作用，如肥胖、高血压、高血糖、高血脂、蛋白质代谢、肌肉功能下降和骨质疏松。

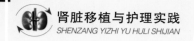
6. 做好家庭调养

以现代生物模式，即生理-心理-社会医学模式为指导思想，充分利用家庭、社会资源等各方力量，协同为患者提供较为科学的家庭干预指导，首先通过综合考虑患者及其家庭成员的生理、心理及社会方面状况，进而对以家庭为中心进行健康教育，最终为患者及其家庭提供全面的健康维护，并且提高患者的生活质量。家庭调养非常重要，烹饪食物上尽量使用蒸、煮、炖等，不腌熏、不煎炸。油炸食物因其热量高，经常食用会导致肥胖、高血压和心血管病，另外油炸会破坏维生素、使蛋白质变性，产生致癌物质；腌制类食品在腌制过程中会破坏大量维生素C，而且还含有"亚硝酸胺"等致癌物质，含盐量过高既增加了肾脏负担，还可能导致高血压疾病。应饮食清洁，防止油腻，不食煎炸烧烤食品（含有"3-4苯并蒽"是三大致癌物质之首，增加肝脏，肾脏负担，还可使蛋白质氧化，导致蛋白的利用率下降）、长时间真空包装食品、罐头。多食补血、补钙食品，如奶制品、适量肝脏、浓骨头汤、坚果、干果、鱼松、虾皮、深色蔬菜等。少量食用动物内脏、乌贼鱼、蟹黄、鱼子，慎用各类保健品，以免干扰免疫抑制剂的作用。避免食用提高机体免疫功能的食物，如人参、黄芪、蜂胶、蜂蜜浆、白木耳、香菇等。适量进行户外活动，口服维生素D、钙片、铁剂等。

肾移植术后病人营养代谢与需求和其自身情况以及治疗方案密切相关，应尽量实施个体化方案，有条件的病人可以在移植前后与营养师共商讨营养支持，制定个体化饮食方案，对于肾功能恢复并且长期存活有至关重要的作用。医护人员还应经常了解病人术后饮食情况以及时调整食谱，做到个体化饮食护理。

（1）若患者出现牙病、牙龈出血、味觉异常等，应及时对症护理，坚持认真做好口腔护理工作。

（2）尊重患者的饮食习惯，鼓励其自由选择食物以促进食欲，同时还应注意保持良好的进食环境。

（3）及时了解患者的心理因素对饮食的相关影响。

7. 具体饮食问题

（1）水：肾移植前少尿或无尿的患者对水有一定要求，需要依赖血液透析机长期进行脱水，换而言之就是要提高透析液一侧的负压方能进行，这必然会使细胞本身及细胞外液均有不同程度的脱水，所以患者有皮肤干燥、口干等相关症状。对肾移植前的病人必须严格控制水的入量。然而，接受肾脏移植后病人的肾功能逐渐恢复，尿量也随之恢复后，就要多鼓励患者适当地摄入水分。但由于肾移植术后尿量的恢复是生理过程，患者可能不再有以往口干皮肤干燥等症状，不想主动饮水，这时需要多鼓励患者适当饮水以维持尿量，这实际上仍是术后治疗措施之一。液体摄入过少会影响移植肾的血流灌注量；反之液体摄入过多，则可增加心脏负担。移植肾功能情况可以直接通过尿量来反应，这对水平衡的调节至关重要。每天准确记录24小时尿量，并注意每天的出入量的基本平衡。肾移植术后移植肾开始排尿，就应鼓励病人每日饮水量＞2000mL，若24小时尿量明显少于以前的1/3（400mL/d），则一天的饮水量应为500～750mL加上前24小时的总尿量，而且很可能出现排斥或环孢素中毒可能，需及时就诊。尽管患者很难恢复到以往健康状态时的饮水量，但患者必须明白良好的水负荷才能维持移植肾的活力。若尿量测量不便，也可根据记录每日清晨体重变化来达到观察液体出入平衡的目的。

（2）盐：限制盐的摄入是非常必要的，除术后多尿期以外。每日盐分的摄入为3～5g，因为高血压的控制离不开低盐饮食，同时低盐饮食对于因免疫抑制剂药物引起的水钠潴留也有益处。患者无高血压，无水肿时则不必严格控制盐分摄入，可按WHO推荐的每日少于6g摄入量。当患者出现夏日多汗、多尿、腹泻等症状时，可适当增加盐分摄入，以防止低钠血症的发生。肾移植术后早期，水、电解质随肾功能的变化而发生变化。对于肾功能延迟恢复的透析病人，应限制水、钠、钾和磷的摄入。而处于多尿期的病人则要注意适当补充盐和磷等。术后最初几周患者需要更多的电解质，如钾、磷、镁等的补充，这是因为多尿期大量的钾、磷、镁等电解质随着尿液排出体外，所以应根据尿量进行合理的补液，以维持机体水电解质的平衡（普通牙膏盖每盖约容纳6g食盐）。

（3）糖类：由于他克莫司、环孢素、皮质激素等药物的应用，加之进食过量的含糖制品会引起药物性高血糖症。糖尿病不仅会影响移植肾的功能，增加排斥反应发生的概率，而且对心血管系统也有影响。因此，患者需加以重视，尽量避免高糖的摄入。某些中药如茵陈、板蓝根、复方联苯双酯等也应慎用。对于已确诊为糖尿病的病人，更应避免进食糖类，饮食结构应以蔬菜为主，控制主食的糖尿病饮食。术后早期血糖的控制比较困难，移植后1年大概16%的患者可能引发移植后糖尿病（PTDM），到移植后3年时约占24%。PTDM也叫作移植后新发糖尿病（NODAT）。目前，已经公认PTDM会增加移植后心血管疾病（CVDS）的发病率，在一项关于PTDM对于肾移植患者长期存活率影响的前瞻性研究中发现，合并糖尿病的肾移植受体存活率为70%，但是合并PTDM的肾移植受体的12年存活率只有48%。术后早期每日进食米饭250g为宜，进入维持期后可适量开放点食量，每日400g。还需少量多餐，避免血糖的急剧升高。双糖及其制品和高糖最好不应摄入，多易诱发药物性糖尿病。水果每日150~200g，但水果摄入过量，也易引起血糖升高。此外，在进食用高蛋白的同时，必须一并进食淀粉丰富的食物，如馒头、面包、米饭、面条、藕粉等。若患者纳差，只进食富含高蛋白质的食物而不进食主食，会导致摄入的高蛋白质在体内不能发挥其蛋白质的主要作用，而会转变为能量被消耗，对患者健康有害无益。故在食用动物性蛋白时，如鸡、鸭、鱼、肉、蛋时，必须同时食用面条、馒头、米饭、藕粉等，使得所食动物性蛋白质能充分发挥其主要作用，同时应供给平衡饮食。再者病人纳差时，不要过于勉强，通常可食8分饱，少吃多餐。

（4）蛋白质：服用免疫抑制剂能加速机体蛋白质的分解，抑制其合成，从而使蛋白质的消耗增加，故宜适量增加优质蛋白的摄入，肾移植患者术后蛋白质的供给应以优质蛋白为主。鱼、禽、蛋、奶、瘦肉等动物性食物是优质蛋白的良好来源，不宜食用甲鱼。禽肉、鱼又称之为"白肉"，猪肉、牛肉、羊肉等又称之为"红肉"，"白肉"较"红肉"含有更低的胆固醇和脂肪，且含有的血红素铁相对较少，各种动物性食物轮番选择。其中蛋类、奶制品属于低脂肪、高蛋白，非常适合患者食用，但蛋黄的胆固醇含量较高，每天摄入不宜超过一个。植物性蛋白如花生、大豆等，经体内代谢后会产生大量胺，加重肾脏负担，宜少量食用。肾移植术后，一方面要注意优质蛋白的补充，另一方面即使患者肾功能正常，仍需注意蛋白质的摄入不宜过多，以免加重肾脏的负担。（300mL牛奶或2个鸡蛋或瘦肉50g可以供给9g优质蛋白）

（5）脂肪：一般认为脂肪的摄入量控制在摄入总热量的20%～30%较为适宜。部分病人肾移植术后长期存在高脂血症，可致动脉粥样硬化，因此肾移植病人的饮食应清淡，忌油腻，不过多食用油炸食品。限制高胆固醇性食物，如猪肥肉、猪蹄、肉皮、动物内脏、蟹黄、鱼子、鱿鱼、蛋黄等的摄入，同时需增加膳食纤维的供给，如燕麦片等，做到粗细搭配。值得注意的是，少量食用并不是禁止食用，脂类是人体所必需的，需限制其摄入量，一般应以植物油为主，动物油尽量少食用，蛋黄每日不宜超过1个。术后短期内对脂肪摄入的控制将不会影响到病人的预后，但术后6个月后必须严格有效控制。有利于降低血脂的食物包括：苹果、猕猴桃、山楂、玉米、香菇、黑木耳、香芹、洋葱、大蒜、胡萝卜等。有利于控制高脂血症并提供蛋白质的食物包括：瘦肉、禽肉类、鸡蛋、牛奶、豆类、虾类、海鱼等。有利于降低胆固醇的食物包括：土豆、山芋、山药和南瓜等。在移植受体的长期管理中，高血压病、高脂血症的治疗是十分重要的。在早期治疗中可以轻松的估计出脂肪的摄入量。按照美国国家心、肺和血液研究所成年人治疗第Ⅲ组指南的意见，脂肪提供热量的上限是35%。成人治疗第Ⅲ组（ATPⅢ）指南如下表：

成人治疗第Ⅲ组（ATPⅢ）指南

降低低密度脂蛋白（LDL）的治疗过程中，治疗的生活习惯改变（TLC）主要特征

- TLC饮食结构
  - 减少造成胆固醇增高的营养物质的摄入
    - 总热量中饱和脂肪提供的热量<7%
    - 每日胆固醇摄入量<200mg
  - 低LDL的治疗性选择
    - 植物睾酮/固醇（2g/d）
    - 黏性/可溶性纤维（10～25g/d）
- 减轻体重
- 增加运动

（6）钙：肾功能的下降本身就会引起机体钙的吸收减少，免疫抑制剂的长期使用也会抑制肠道对于钙质的吸收，增加其排出，时间过长会导致骨质疏松，进而发生骨质软化，病人经常出现手足抽搐、小腿抽筋、腰痛以及骨和关节疼痛等症状，因此需要注意钙质的补充。钙的食物来源以奶制品为最佳，奶制品不但钙含量高，而且吸收也充分，每天宜饮用250～450mL为宜。其他含钙质丰富的食物有：小虾皮、鱼罐头、鱼松、浓骨头汤、绿叶蔬菜及豌豆等。在烹饪鱼、排骨等食物时，可适量放些醋，有利于钙质的溶解。维生素D能有效促进钙的吸收，因此补钙的同时还应注意补充维生素D，而维生素D可通过进食适量的动物肝脏等，同时需增加室外活动，多晒太阳，必要时可口服补充。需强调的是，钙质的补充对术后早期无法耐受奶制品的病人及围绝经期的妇女尤为重要。此外，钙的补充不可过量，否则会增加肾脏的负担。常用的钙剂包括钙尔奇D、罗盖全、阿法骨化醇等。

（7）多吃蔬菜和水果：红、黄、绿等深色蔬菜和水果的营养素含量较为丰富，同时还应注意补充富含锌、铁、硅、硒的蔬菜和水果，如蕨菜、菠菜、杏子、桑葚干等。因为蔬菜和水果里含有丰富的纤维素、维生素和多种矿物质。例如，西红柿富含维生素、番茄红素及铁、钙、镁等矿物质，能抗癌和预防心脏病；西蓝花富含维生素和铁、钙，能预防贫血、抗癌；白菜含多种维生素和无机盐；胡萝卜中含有丰富的胡萝卜素；茄子含糖及多种维生素，有清热、润肠效果。建议患者每天吃200g以上的绿色蔬菜。水果中富含维生素、矿物质和果胶，可有效降低心血管疾病和某些癌症的发生率，还有抗衰老的作用。但慎吃柚子类，因为柚子会影响肝脏对于他克莫司和环孢素等免疫抑制剂药物的代谢，隐形增加药物剂量，增加排斥反应的发生率。食用水果时还需注意：①要洗净和削皮；②最好在饭前30～40分钟吃；③每日不超过250g，因为摄入过量的水果会引起血糖升高；④不要和海味同食。此外，进食大蒜对身体有益，生大蒜是最好的广谱抗菌食物，被称为"绿色抗生素"，特别是对于长期服用免疫抑制剂出现口腔溃疡、牙龈增生的患者。嚼食大蒜3～5分钟，可杀灭口腔中所有的病原体。对于术后发生口腔溃疡的病人，将生大蒜1～2瓣嚼碎成蒜泥，置于口腔溃疡患者口中1～2分钟，疗效明显。生大蒜还是较好的抗氧化剂，有降胆固醇、降血脂及减少血小板聚集的功能。每天使用2～3瓣生大蒜可以预防和治疗因免疫功能低下导致的胃肠道感染，也可放在蔬菜中煮熟食用。

（8）维生素：肾移植术后早期病人常常伴有叶酸缺乏，一方面是由于进食的减少，移植前从透析中丢失过多，另一方面由于长期使用硫唑嘌呤类药物，对小肠黏膜的损害，导致叶酸吸收减少，加之硫唑嘌呤类药物本身会干扰叶酸代谢等。术后早期应适当补充叶酸，预防巨幼红细胞性贫血。同时，还应服用维生素C、复合维生素B和维生素E有益患者健康。

（9）钾：高钾血症在移植后很常见，常由于环孢素或他克莫司的毒性或肾功能降低所致。它还可因应用β-受体阻滞剂，血管紧张素转化酶抑制剂、含钾的磷制剂以及酸中毒而加重，高钾血症的治疗，需要控制饮食中钾的摄入或采取更积极的措施。若对钾进行限制，在饮食中，应保证每克蛋白中含有1mEq的钾，这样才可以保证蛋白质的摄入。常见食物含钾量请见附表2，应当避免或限量的高钾食物见于附表3。

此外，肾移植病人还应改变生活习惯，提倡少食多餐，多吃绿叶素，避免摄入对胃肠道刺激性大的食物如浓茶、咖啡等，应戒烟戒酒。由于服用环孢素的病人中，有7%的可能发生痛风，因此需减少摄入高嘌呤类食品如啤酒、动物内脏、动物脑、肉汤、海鲜类、蘑菇、芦笋、蚕蛹等。

（二）肾移植术后适宜饮食

移植后的长期营养应重点关注于心血管系统的健康维护，由于术后长期应用免疫抑制剂如糖皮质激素、环孢素等药物，加之肾移植患者本身的年龄因素及特殊体质，使得肾移植术后高血压等心血管疾病成为肾移植失败，甚至患者死亡的重要原因。肾移植术后并发CVDS的死亡率较慢性维持性透析并发心血管疾病的病人低，但仍明显高于一般人群。美国肾脏基金会（NKF）指南认为移植术后患者的饮食目标是达到一个合理的体重并且来自脂肪的热量应该低于总热量的30%，来自饱和脂肪酸的热量应低于10%，每日饮食中胆固醇含量应低于300mg，胆固醇控制在5.2mmol/L范围内。胆固醇主要通过饮食来调节，清淡为主，少吃油腻及含脂高的食物，如肥肉、动物内脏、油脂、蛋黄、鱼蛋及高脂奶粉等，多吃新鲜蔬菜、瓜果和粗粮，多吃有降血脂

作用的洋葱、玉米、花生、绿豆、大豆、芹菜、海带、菠菜、生姜等。移植
术后3个月，每日蛋白质的摄入量应比健康人适量减少，根据美国国立食品营
养会推荐，每日蛋白质摄入量为0.8g/kg，这样既能提供足够的蛋白质来满足
细胞修复和机体整体功能的需要，同时还能继续保持血糖，体重的控制仍然
至关重要。许多国内外研究报道了"地中海饮食"对移植后的患者是十分有
益处的。

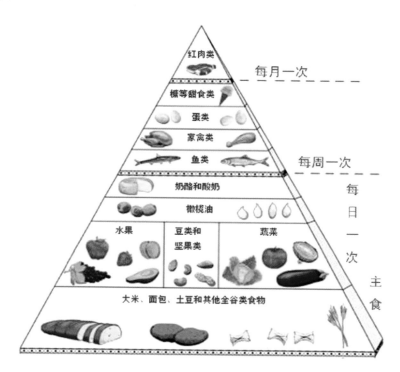

　　地中海饮食（mediterranean diet），是泛指处于地中海沿岸的南欧各
国，如希腊、西班牙、法国和意大利南部等常吃的饮食，其重要组成成分
是小麦、橄榄、葡萄以及它们的各类衍生产品。这种传统的地中海饮食可
以用三角形（金字塔）来代表，通常认为有九种成分，高消耗的水果、蔬
菜、谷物、豆科植物、橄榄油；中至高消耗的鱼类；低消耗的肉及肉制品。
地中海饮食为低饱和脂肪（少于热量的9%），整个脂肪的摄入量小于总热
量的30%。此外单不饱和脂肪与饱和脂肪的比例约为2：1，德朗格·伊尔

（Delongeril）首先报道了地中海饮食能够降低心血管疾病的风险。意大利的一个研究将该饮食运用到移植术后患者，结果提示血液中的胆固醇和甘油三酯得到了改善。研究发现地中海饮食可以保护大脑免受血管损伤，降低发生中风和记忆力减退的风险，还可以减少患心脏病的风险。现也用"地中海式饮食"代指那些有利于机体健康，并且简单、清淡而且富含营养的饮食。

（1）以种类丰富的植物食物为基础，包括大量蔬菜、水果、五谷杂粮、豆类、土豆、坚果、种子等。

（2）烹饪时使用植物油（含不饱和脂肪酸）代替动物油（含饱和脂肪酸）以及各种人造黄油，尤其提倡使用橄榄油。

（3）对食品的加工尽量简单，宜选用当地、应季的新鲜蔬菜水果作为食材，避免微量元素和抗氧化成分的丢失。

（4）脂肪提供的热量宜占膳食总热量的最多35%，其中饱和脂肪酸应不到7%～8%。

（5）适量吃一些乳制品，如奶酪、酸奶类，最好选用低脂或脱脂。

（6）一周吃不多于7个鸡蛋，包括各种烹饪方式（也有建议不多于4个）。

（7）每周进食两次鱼类或者禽类食物（多项研究显示鱼类的营养价值更优）。

（8）每月最多吃几次红肉，其总量不超过7～9g（340～450g），而且宜尽量选用瘦肉。

（9）进食新鲜水果来代替蜂蜜、糕点类食品、甜品、甜食等。

（10）除了平衡的膳食结构之外，地中海饮食还强调：适量、平衡的原则，健康的生活方式，乐观的生活态度，还应每天坚持运动。

适宜食品：奶制品、蛋类是低脂肪、高蛋白，非常适合食用，但蛋黄的胆固醇含量较高，每天食用不宜超过1个；山药及番薯叶可以降血糖，而且山药对胃肠道亦有益；薏仁、玉米、南瓜可当作主食或煮汤吃，还可利尿。尤其是玉米须是很好的利尿剂，亦可助血糖下降；西瓜及冬瓜也有利尿作用，冬瓜子可一起煮，但冬瓜为良性，可加排骨加姜同煮以中和良性；萝卜有利尿、降血压、清肝火的功效，萝卜汤可当茶喝，茵陈煮水当茶喝，有很好的利胆利尿作用（药膳请在移植医生的指导下服用）；陈皮加些冰糖置于电饭锅内蒸后食用，可强化血管、减轻胸闷、心悸及咳嗽；胡萝卜所含的胡萝卜素对抗癌很有帮助，因为在水中溶解度不大，可用油炒；枸杞可当调味品，并可以帮助胡萝卜素溶解；菊花不含咖啡因，有利尿、降血压、清肝火之疗效，可当茶喝；清水浸泡或用盐水洗蔬菜，可去除青菜、水果部分残余农药。

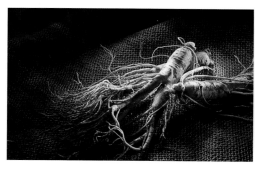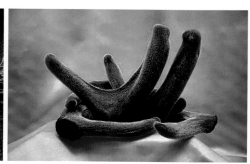

（三）几个需要注意的问题

1. 禁食补品

肾移植术后，家属与亲友总是认为做了这么大的手术，总需要好好保养，于是会想到市场上各式各样的营养保健品。对其他病人来说的"元气食品"很可能是肾移植病人的"洪水猛兽"。因为人体在免疫力低下时，对外来物的识别力差，不易发生肾脏排斥反应。而一些"补品"会增强机体的免疫功能，经过大补之后，由于提高了机体的免疫力，所以细胞对于异物的识别力也越来越强，就会干扰免疫抑制剂等药物的作用，甚至可诱发肾脏排斥反应，严重者可导致移植肾衰竭。因此，禁用提高免疫力的食物和保健品，这是肾移植术后必须严格遵守的。对移植受体来说，如蜂蜜、蜂王浆、大枣、香菇、黑木耳、银耳、鳖及人参等，应慎用。还需注意的是，肾移植病人有3大类禁用药材：① 补气药（包括灵芝、猪苓多糖、桂圆、蜂王浆及人参类等，太子参和黄芪可根据病情适当服用）；② 补肾壮阳类药材（如鹿尾巴、鹿茸以及市场上流行的诸如强肾、肾宝、男宝、女宝类保健品）；③ 补血药（当归、阿胶、大枣等）。禁用白介素、转移因子、干扰素及某些预防疫苗。总之，在保健品的应用中应谨慎，以免提高机体免疫功能。

2. 保健品

肾移植术后，家属与亲友总认为，做了那么大的手术，应该加强保养，便会想到市场上许许多多的营养保健品。那么，哪些是不应该选用呢？而哪些又是可以选用的？还有，保健品的使用一定要在移植专科医生的指导下慎重选用。可以在移植专科医生的指导下适量服用的保健品包括：女性患者如因月经过多，导致血红蛋白下降者，可服用阿胶、大枣、益母草等；大量蛋白尿，以及移植肾慢性肾功能不全者可服用开同；辅酶Q10及鱼油等在医生的指导下进行服用；身体瘦弱，且中医辨证为阴虚的中老年患者，可适当口服杞菊地黄丸或六味地黄丸；百令胶囊为冬虫草制剂，在移植界普遍用于移植术后预防感染，并可以协同抗排斥作用。

3. 禁用减肥药

有些病人为了减肥服用减肥药，但目前市面上大多数减肥药都是靠降低消化吸收功能，加强排泄来减肥的，若经常服用会导致腹泻，继而会影响免疫抑制剂的吸收。某些减肥药还含有脂肪替代物，也会干扰免疫抑制剂的吸收。如果患者准备减肥，最好的方法是减少能量的摄入，并且结合每天超过半小时的低强度运动，另外减肥幅度每周最好不要超过1kg。

4. 豆类、豆制品及植物蛋白

这是很多病人常常提及的问题。在正常情况下，人体进食入体内的植物蛋白经过新陈代谢，最后大部分会成为含氮的废物，最后经由肾脏排出体外。如果过量食用豆腐，摄入过多的植物性蛋白质，势必会使机体内生成的含氮废物增多，加重肾脏的负担，使肾功能进一步衰退，不利于机体健康。但豆腐不仅含有人体必需的8种氨基酸，而且其比例也接近人体需要，营养效价较高。因此，如果移植术后患者的肾功能稳定，血肌酐持续在140μmmol/L以下，血浆清蛋白、血红蛋白、肾功能稳定在正常范围，没有明显排斥、感染、健康状况良好的病人，适量口服豆腐及豆制品有益于健康。含蛋白质4%以下的豇豆、刀豆、豌豆苗、扁豆、绿豆芽等蔬菜及豆酱，可以适当选用。适宜口服的植物类有：胡萝卜、萝卜、山药、番薯叶、枸杞、绿豆、薏仁、

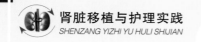
冬瓜、菊花、陈皮、玉米、西瓜。

5. 经常过多进食肉类制品会给肾脏造成损伤吗?

肉类制品主要含蛋白质为主，过多进食肉类制品对肾脏有一定影响。因为机体每日需要的蛋白质的总量是基本恒定的，而机体每日的代谢产物也基本恒定，肾脏排泄的代谢产物也是基本恒定的。因此，如果长期进食过量的肉类制品，机体每日吸收的蛋白质总量就会相应增加，代谢产物及废物也会相应增多，肾脏的负担亦会加重。所以，经常过多食用肉类制品，移植肾必然会受到相应损害。

6. 海产品

如虾、海鱼、牡蛎等海产品中富含硒、锌，故适量食用有益于机体健康，但对于高尿酸血症的病人应适当加以限制。

7. 牛奶

要温热饮用，最佳饮用时间是晚上临睡前，可促进睡眠。酸奶是牛奶经发酵而成的，还可以调节体内微生物平衡，而且更容易经胃肠道消化吸收。但不宜食用过多，以免增加肾脏负担。

8. 移植术后患者的饮食宜清淡

应避免食用刺激性的食物，如咖啡、咖喱、辣味食品、茶等，需戒烟限酒。

9. 应注意饮食卫生

免疫抑制剂的使用使机体免疫力低下，故选购的食品应新鲜，质量过关；烹调食物时要切成小块，煮熟烧透，避免外熟里生，尽量不要吃市场外买的绞碎的肉制品；不吃罐头食品；不吃油煎、油炸食物、不吃隔夜食物，不吃过期变质食品等；外卖熟食应充分加热后再食用；此外，筷子、碗、盘子等要经常高温消毒。

10. 进食多少食物才能够用?

虽然可以根据营养学计算，但实际操作起来比较困难。总之，进食量应和患者的体力活动相平衡，保持适当体重，同时需避免短时间内体重增长过快，造成免疫抑制剂相对不足而诱发肾脏排斥反应，还需注意的是，饮食要定时定量、勿暴饮暴食，戒烟戒酒。详见肾移植稳定期饮食管理。

11. 注意控制体重

肾移植术后由于纠正了尿毒症所导致的多种机体功能损害，胃肠道的消化和吸收得到明显改善，加之服用类固醇激素等药物，患者食欲明显增加，会导致患者体重增长，通常在术后1~2个月增长较快。如体重增长过快，环孢素等免疫抑制药物的用量相应增加会使心血管疾病、高血压等的发病率增加，而若体重增加的同时，不及时增加抗排斥药物的药量，就会有排斥反应增加的风险。消瘦者如果术后体重增长大于标准体重的10%，主食需适当控制，蛋白质的摄入宜适当减少，以防止短期内体重增长过快，影响体内免疫抑制剂的药物浓度，而增加用药量。因此，移植术后患者体重最好控制在低于标准体重5%的范围内。如果移植术后患者体重大于标准体重的10%以上，则建议通过节食和运动相结合的方式减肥，可适量控制主食，多吃蔬菜，不吃肥肉，减少高脂食物用量，家禽去皮，蛋白质也适当减少。标准体重的计算方法，标准体重（kg）=身高（cm）–105，正常体重在标准体重的±10%范围内。

附表1　肾移植术后1周食谱举例

频次 / 周	早 餐	加 餐	午 餐	晚 餐
1	甜牛奶（牛奶250g，白糖10g），麦淀粉饼干（麦淀粉50g，白糖10g）	苹果200g	麦淀粉蒸饺（瘦肉25g，芹菜100g，麦淀粉50g），西红柿汤（西红柿50g，粉丝10g）	煎鸡蛋（鸡蛋50g），烙糖面饼（面粉100g，白糖15g），拌黄瓜（黄瓜150g）

续表

频次 周	早餐	加餐	午餐	晚餐
2	甜牛奶（牛奶250g，白糖10g），煎面粉土豆泥饼（面粉50g，土豆50g）	桃200g	肉片菜花（瘦肉片50g，菜花100g，胡萝卜50g），炒菠菜（100g），米饭（100g）	焖面条（150g），鸡蛋炒西红柿（蛋1个，西红柿100g，菠菜50g，木耳3g）酸甜莴笋丝（100g）黄瓜片汤（50g）
3	甜牛奶（奶200g，糖10g）麦淀粉蒸糕（麦淀粉50g，白糖10g）	梨200g	西红柿炒鸡蛋（番茄100g，鸡蛋1个），炒油菜（100g）米饭（100g），葱花饼（50g）	烙馅饼（瘦肉25g，小白菜150g，麦淀粉50g）余小萝卜汤（萝卜100g，粉丝10g）
4	牛奶燕麦粥1碗（牛奶220mL，燕麦片40g）馒头50g，煮鸡蛋一只	苏打饼干1块，脱脂奶粉8g	粳米75g，炒蔬菜200g（油10g，盐1g），冬瓜黑鱼汤1碗（冬瓜100g，黑鱼150g，油5g，盐1g）	大米75g，青椒胡萝卜炒肉片（青椒150g，胡萝卜50g，猪瘦肉75g，油10g，盐2g）
5	西红柿肉末面（面条75g，猪瘦肉20g1西红柿50g）	西瓜200g	大米75g，白菜肉片胡萝卜（白菜100g，胡萝卜20g，牛瘦肉50g）	大米75g，肉末烧冬瓜（冬瓜150g，猪瘦肉20个）
6	小馄饨100g	果料酸奶100mL	大米75g，萝卜牛肉丸子（萝卜100g，牛肉50g）	烙麦淀粉糖饼（白糖15g，麦淀粉100g）洋葱炒鸡蛋（洋葱100g鸡蛋一个）
7	牛奶220mL，煮鸡蛋1个	猕猴桃200g	大米75g，蔬菜100g，荤菜（鱼、鸡肉、蛋、瘦肉等）50g	大米75g，菜花鸡肉丸子（鸡肉25g，菜花150g）

每天可用麦淀粉代替一部分主食，多食用蔬菜，保证充足的热量供给以节约蛋白质，全天烹调用油30~40g，全日盐小于3g，水果200g左右；肾移植术后恢复初期可参考上述食谱，不摄入豆类及其制品；当患者血糖控制欠佳时，不易添加白糖；如果术后肾功能完全恢复，可适量食用豆类制品，选择范围可同正常饮食。

注：麦淀粉的制作是将小麦粉中的蛋白质抽提分离除去，抽提后的麦淀粉中蛋白质的含量极少，约为0.4%~0.6%，而小麦粉中蛋白质的含量约为10%~12%。采用麦淀粉为原料制作的主食，可部分或全部替代谷类食物，作为病人每天供给能量的主要来源，可以减少膳食中植物蛋白的摄入量，一方面可限制每天膳食蛋白质摄入总量，减少了体内含氮代谢废物的积累，减轻了肾脏负担；另一方面也保证了低蛋白饮食可以摄入充足的能量，在减少植物蛋白摄入的同时，提高了动物蛋白的摄入比例，保证了必需氨基酸的摄入，改善了病人的营养状况，使之接近或达到正氮平衡。另外，麦淀粉在制作加工过程中保留了足量的膳食纤维，可以延缓吸收，防止血糖上升过快。麦淀粉饮食的适用对象：急性肾衰竭、慢性肾衰竭、肝功能衰竭、肝性脑病前期。麦淀粉一般药店均有出售，而市场出售的淀粉一般多以玉米、红薯、马铃薯等作为原料制作而成。我们也可以小麦粉为原料自行制作麦淀粉。将小麦粉加适量水揉成面团，用手捏至不黏手后，室温下放置1~2小时。按面团：水=1：3~4的比例加水，用手揉捏面团，将淀粉洗入水中。重复洗4次，直至不再洗出淀粉，此时剩余的面团即为面筋，而淀粉被洗脱至水中。用滤网过滤后静置，待淀粉水分层后，弃去上层清水，将下层淀粉晒干即可。

二、术后肾功能不全的饮食治疗原则

1. 营养治疗目的

肾移植术后由于各种排斥反应的发生或者急性肾小管坏死，或者环孢素等药物对肾脏的毒性作用等各种各样的原因，都可能引起肾功能延迟恢复或者肾功能不全。当出现肾功能不全时，可通过合理的营养支持治疗，同时结合多种免疫抑制剂引起的临床应用以及调整药物剂量等治疗，既能减轻肾脏负担，又能给予病人较好的营养支持，同时保证病人在使用大剂量免疫抑制剂等药物时，安全度过感染期。

2. 营养治疗原则

肾移植术后发生肾功能不全，营养治疗的主要矛盾是蛋白质的供给：既要考虑到大剂量的免疫抑制剂会加强蛋白质的分解，抑制蛋白质的合成，使病人处于严重的负氮平衡状态中，出现腹水、低蛋白血症等并发症，又要考虑减轻肾脏的负担。因此，蛋白质的供给必须结合患者的病情，根据临床症状和化验结果及时恰当地进行个体化调整。具体方法如下。

（1）血肌酐水平正常：当血肌酐140～160 μmol/L时，每日摄入蛋白质的量应谨慎掌握，据患者病情可适量给予优质高蛋白低盐饮食。

（2）血肌酐水平偏高：当血肌酐160～180 μmol/L，临界高值时，一般不给予优质蛋白饮食。如果病人存在低蛋白血症、腹水等并发症时，必须在严密监测血肌酐水平的前提下，谨慎食用优质蛋白饮食。或在忌低盐饮食、豆制品的基础上，采用静脉补充白蛋白或血浆，以提高血浆白蛋白水平，减轻机体组织水肿。也可经口及静脉两者同时应用，相互补充。

（3）血肌酐水平增高：当血肌酐为180～300 μmol/L时，不宜食用高蛋白饮食，以避免增加肾脏负担，导致移植肾功能进一步恶化或者影响移植肾功能恢复。一般给予高热量优质蛋白质麦淀粉低盐饮食，每天1.0～1.2g/kg蛋白质，能量为35～45kcal/d，根据患者体重和食欲进食。

（4）肾功能不全：当血肌酐水平在300 μmol/L以上时，则应采取高热能优质蛋白质麦淀粉低盐饮食，达到减少非必需氨基酸的摄入，保证利用率高、吸收好的必需氨基酸的目的。在急性排斥反应期间，应尽量减少精氨酸的摄入，以降低急性排斥反应，每100g大米中含精氨酸554mg，每100g富强粉中含412mg，而每100g麦淀粉中含量为22.86mg。在正确使用免疫抑制剂的前提下，根据"以脏补脏"原则，用猪的肾脏加上麦淀粉饮食，可大大减少食物精氨酸的摄入，以降低急性排斥反应的发生。在有些发生急性排斥反应的患者中，采用猪肾麦淀粉饮食，在食用18天～2个月肾功能可逐渐恢复正常。在食用猪肾期间，定期测定尿酸、血脂，一旦肾功能好转应及时停用，以免发生其他不良反应，若出现高胆固醇/高尿酸血症，应立即停止食用。

（5）维持性血液透析或间歇性腹膜透析：如果采取维持性血透，每周2～3次，蛋白质的供给量为每天1.0～1.2g/kg。劝导病人接受麦淀粉治疗，每日1～2次，有利于移植肾肾功能的恢复。

附表2　常见食物的含钾量

含钾较低或中等的食品 （每份39～195mg）	含钾量较高的食品 （每份＞234mg）
卷心菜	香蕉
芹菜	甜瓜
小麦	龙须菜
茄子	菠菜
花椰菜	土豆
黄瓜	番茄
绿豆	胡萝卜
青豆	南瓜
奶酪	甜菜
杏子（新鲜）	干豆
苹果	坚果
桃子（罐体）	杏子（干果）
葡萄	李子（干果）
草莓	葡萄干
洋葱	橘子汁

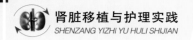
附表3　应当避免或限量的高钾食物

水果（包括果汁）	蔬菜	饮料	其他
鳄梨	干豌豆	浓缩巧克力牛奶	坚果
杏	干黄豆	即食可可	巧克力
香蕉	扁豆	热巧克力	红糖
黑梅	番茄	可可	蜜糖
杧果	土豆		焦糖
葡萄柚	各种蔬菜汁		
香瓜			
哈密瓜			
甜瓜			
蜜桃			
橙子			
柑橘			
番木瓜			
柿子			
石榴			
干杨梅			
葡萄干			
草莓			
西瓜			

第六章　肾移植术后生活与生育指导

慢性肾功能衰竭尿毒症期的患者接受了肾脏移植手术，且恢复良好出院后，由于环境及患者角色发生了极大的转变，缺少了在院期间医护人员的监督与健康指导，心理及个人行为方面可能出现松懈，此时，需要由患者自身担负起正确自我管理的重任，才可以避免移植肾功能受损或相关并发症的发生。肾移植患者与一般外科手术后患者不同，他们在出院指导、院外生活自我防护、定期随访等方面均有较高要求。因此，肾移植术后患者在出院后回归日常生活，提高自我保健意识，选择正确、安全的生活方式，选择适合的工作岗位、劳逸结合，注重家庭保健意识的培养，对于促使肾移植术后患者维持良好肾脏功能，延长移植肾寿命具有重要意义。

一、工作建议

1. 行透析患者与接受肾移植术的患者生活差异性

肾衰竭患者接受肾移植手术的最终目的是：最大限度地恢复其正常生活及工作能力相对于持续接受血液透析的患者，接受肾移植手术患者的生活质量普遍有所提高，且提高幅度较大。据统计，大约有80%的肾移植术后患者，其生活质量达到或接近正常水平，而只有约50%的持续血液透析患者达到此水平。在舒适度方面，持续透析患者病情往往更为严重，肾衰竭患者接受肾脏移植手术后，可以将透析患者从一周2～3次血液透析的限制中解救出来，不需每周都定时定点到医疗机构透析中心进行血透治疗，如此计算，透析患者每月用于血液透析需要花费平均40～50小时，而持续性非卧床性腹膜透析（CAPD）的患者每月需要60～70小时，持续性循环性腹膜透析

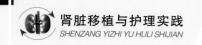

（CCPD）则每月需要280小时。透析患者同时面临着财政困难、家务活动受限和自主性的丧失等问题。

2. 肾移植术后患者的工作指导

肾脏移植在很大程度上解决了患者的自主性丧失问题，拥有了一颗功能健康的肾脏，肾移植患者在解决了健康问题的同时，停止透析节约了时间与精力，可拥有更多的时间处理生活与家庭事务，而且，移植还可避免透析可能引起的长期并发症。在接受了肾脏移植手术休养过后，肾移植患者可以重返工作岗位及学习岗位，回归社会生活，寻找自我社会价值。

那么肾移植术后患者需要休息多久才可以恢复正常工作呢？

接受了肾脏移植手术后，经过一段时间的休养、调整及适应。患者的心理及生理、活动能力及社会等方面均逐渐恢复至正常，此时，为避免长期与社会脱轨，失去社会自主性，应鼓励患者尽可能地回到社会生活。一个健康的人，不仅要身体健康，没有疾病或虚弱现象，而且要保证在生理、心理及社会的健康。肾移植术后患者从事自己的社会工作的过程，其实也就是恢复社会健康的方式之一。但是，在什么时候恢复自身的社会工作，则需要因人而异，依据肾移植术后患者的身心情况而定。影响了肾移植术后患者重返社会工作时间的因素包括了：① 在移植前，患者身体健康状况；② 在手术后的机体整体恢复情况，③ 患者所选择的再次进行社会工作的类型等等。

一般来说，接受了肾脏移植手术后的患者，术后半年若恢复良好，其移植肾的功能会趋于稳定，而且在此之后，患者所服用的免疫抑制剂等药物剂量亦基本趋于平稳。肾脏功能的恢复情况达到一个稳定，及患者体内的免疫抑制剂的药物浓度是基本稳定的。所以，在肾移植术后恢复良好，无任何并发症患者，在手术后半年或一年可以考虑重返工作岗位及学习岗位，参加轻体力家务劳动。若是脑力劳动者，如一般的办公室的文秘人员，公务员等，肾移植术后各方面恢复都比较正常，病人手术后休养半年即可，第7个月可以恢复工作，若是体力劳动，如工人下车间，病人术后起码休息一年恢复工作比较好。

肾移植术后患者虽然可恢复正常工作，但肾脏移植手术，毕竟属于一个大手术，移植了一个异体肾脏到患者体内，宝贵的移植肾需要患者的精心呵护才可延续其正常功能。因此，为了更好地保护移植肾脏，我们建议肾移植术后患者选择相对卫生安全的工作，可先从事半日工作，慢慢适应工作环境，待逐渐熟悉环境及工作流程后，感觉自己可胜任此工作环境及强度，再尝试延长工作时间，量力而行，直到正常工作。在工作量方面，一定要做到循序渐进，先进行工作量较小或较为轻松、时间较短的工作，再过渡到正常强度的工作，一般应选择体力消耗较少的，不繁忙、劳累的工作。

3. 肾移植术后患者在选择工作过程中应注意

（1）不可过早恢复工作，在术后的半年内，移植肾与机体尚处于恢复状态，如若操之过急，提前进入工作状态，患者机体抵抗力薄弱，加之工作带来的紧张与劳累，易使患者合并感染，增加并发症发生概率。

（2）应选择适合自己的工作岗位，根据自身的各方面能力及身体状况，选择形式及性质适合自己的工作，应避免重体力劳动，避免移植肾脏因外力挤压等受损。

（3）劳逸结合，强度适中。若工作量巨大，患者过度疲劳，容易影响肾功能、肝功能，亦容易合并感染，工作中最好要有固定的休闲，如中午可午睡小憩片刻，精神饱满的去迎接新的工作任务。

（4）不可将工作时间安排得太密集，在合理工作的同时，也要注意为自己的定期复查留有空余、足够的时间。如若因为工作而将定期复查的时间排除在外，是非常严重、得不偿失的。当然，如果选择了一些非常重要、不能轻易代替的工作，那么在复查或出现并发症需要住院治疗时，就有可能影响到或直接耽误你的工作进度，这也是不合理的。所以，肾移植术后患者在开始选择此类工作时，就应当全面考虑此类情况，慎重进行选择。

在患者各方面恢复良好，达到可恢复工作条件时，在健康状况允许的情况下，医师及患者家属也应鼓励患者从事能力范围之内的工作。因为，恢复自己的社会工作，重返社会，这极大地推动了肾移植术后患者的身心康复，有利于患者调整自我的身心健康。而完成工作后的精神的愉悦、舒畅的心情，可以为患者的生活增添色彩，找到自我价值，增强自信心。

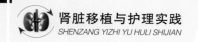
二、性生活及生育指导

接受了肾脏移植手术的患者群体中，年轻适婚患者是否可以结婚？术后多久可以结婚？或在已婚后接收了肾脏移植手术的年轻适龄病友，能否生育？手术后多久可以生育？以上这一系列问题，长期持续困扰着众多年轻患者。在人类社会中，性关系、结婚、生育——这些都已不再单纯是生物的基本属性，它现在已经慢慢成为目前社会的一种文化体系。虽然器官移植受者是一特殊群体，但是他们同样需要求偶、结婚、生育。对于大多数育龄青年而言，他们渴望自己能够拥有幸福的婚姻家庭及生育一个健康的孩子。早在1956年5月，Murray等对一双胞胎姐妹进行了活体供肾移植术后，受者成功妊娠，于1958年3月顺利分娩一健康婴儿。在我国，1983年黄建刚等首次报道了中国肾移植术后1例足月分娩生育的病例。迄今为止，全球每年大约有17000名肾移植受者生育子女。

慢性肾衰竭可导致患者全身多组织器官的损伤，慢性肾衰病人在睾酮水平下降的同时也常发生性功能的减退，这是由于尿毒症的毒素等代谢产物引起性腺受损，以及引起下丘脑-垂体-性腺轴的功能紊乱所导致，其他非激素原因如使用降压药或尿毒症所致的神经病变，也可使尿毒症患者勃起功能障碍。据调查，肾移植受者在患病前有性生活能力的为96%～97%，而患尿毒症后为31.2%～54.9%，患者患病后，性功能减退明显。在接受了成功的移植手术后，患者体内的毒素得到代谢排出，内分泌功能逐渐恢复，术前的代谢紊乱得以改善，患者的全身状况得到改善的同时，激素水平也随之恢复正常。性生活是人类的正常生理需求，是夫妻和谐相处、恩爱生活不可或缺的一部分。适当和谐的性生活有利患者的身心健康，提升患者生活质量。因目前国内对肾移植术后性健康教育尚未普及，也没有进行规范、系统的指导，一部分患者在术后产生了极大的心理负担，对性生活产生了焦虑、恐惧感，有的患者为了保护移植的肾脏，错误采取了禁欲行为，最终导致夫妻感情渐渐淡漠，甚至家庭破裂。肾移植术后，随着肾功能的逐渐恢复，其在CRF（慢性肾功能衰竭尿毒症期）时的性功能障碍亦有不同程度的好转。据统计，我国国内肾移植成功而存活了3年以上的已婚者中，有70%的患者恢复了性功能。男性肾移植受者术后第一次遗精发生于术后2～180天，平均45天；女性肾移植受者术后第一次月经来潮发生于术后5～90天，平均38天；第一次性生活在术后100～730天，平均240天。（以上数据来自：上海市第一人民医院器官移植研究所网站：http：//www.shotmc.net）

随着现代医学及肾移植术的不断发展，肾移植术的技术有着较大的改进与提高，组织配型技术的日渐成熟，以及新型免疫抑制剂的推广使用，接受了肾脏移植手术后的患者存活率不断提高，患者的生活质量是否较之前有所改善，在众多指标之中，性生活与生育能力是两个重要的衡量指标。理论上来说，单从性与生育的角度看，患者在经历了成功的移植手术后，各方面恢复良好，拥有生殖能力及性能力即可考虑结婚生子。然而，在移植后多长时间能开始进行性生活，这没有确切的定论，因为每个患者存在着个体差异，且差异比较大，所以这应该取决于移植术后患者的移植肾脏功能的恢复情况。通常情况下，综合分析并考虑，移植术后的患者身体、移植肾脏功能恢复及精力等，接受了肾移植术后的患者，一般在术后3个月，各方面都恢复良好的情况下，可以开始性生活。而何时选择生育下一代，应该结合患者的家庭、经济状况，患者的身体状况等综合考虑，最适宜的生育时机是成功的移植术2年后。对于未婚的患者，在移植肾功能正常的前提下，2～3年后可结婚成立家庭。

1. 肾移植术后患者恢复性生活注意事项

（1）合理节制：由于患者术前长期的病态生活，而在恢复正常之后，其性要求可能会比较迫切而强烈，这属于正常的现象。但毕竟接受过复杂大手术，身体状况与常人终究存在一些差异，需要注意早期性生活不宜频繁，要适当地节制，以次日精神好、身体不觉疲劳以及无腰酸背痛等症状为宜。性生活时，切忌撞击或挤压到移植肾，否则可能伤及肾脏，增加肾破裂的危险，导致严重后果。

（2）科学避孕：在肾移植术后患者的性生活过程中，要注意有效、合理的避孕，以防不必要的怀孕。最可靠的避孕方法是患者本人或配偶做绝育手术，在不愿绝育的情况下，可考虑采用避孕套。

由于长期服用免疫抑制剂，口服避孕药可诱发血栓或改变免疫系统功能，女性肾移植受者不宜选用口服避孕药。不推荐使用宫内节育器，因其有感染的风险，而且其使用效果在免疫抑制剂抗炎反应的影响下可能受到影响。

（3）注意性生活卫生：由于长期服用免疫抑制剂，患者自身抵抗力很低，易发感染。同房后及时排尿，以防泌尿系感染，性生活前后要特别注意会阴部清洁卫生。勤沐浴，勤更换内衣裤，坚决避免不安全及不洁性行为，预防艾滋病、淋病、梅毒等性传播疾病的感染。如果女性患者的性伴侣包皮过长，则提升了感染风险，应接受包皮环切术。

（4）肾移植术后患者进行性生活的适宜姿势：肾移植术后患者移植肾通常位于患者髂窝处，移植肾不宜受到自身及外力挤压，要防止外伤。在性生活过程中，正确安全的姿势对保护移植肾十分重要。女性肾移植患者在早期性生活过程中，与性伴侣应采取侧卧方式，尽量避免女下男上等传统的性生活姿势，如果患者移植肾位于右侧髂窝，则应该优先选择左侧卧位，或截石位、膝胸位姿势，这样可以防止移植肾遭到自身及外力挤压。

2. 肾移植术后女性患者的保健及生育指导

女性肾移植受者在术后，面临着一系列的妇女保健问题，应注意以下日常保健事项：

（1）定期妇女病检查：由于术后患者长期服用免疫抑制剂，患者免疫力低下，为各类疾病易感人群，做好日常保健，早期诊断治疗是关键。女性肾移植受者在术后发生女性常见病和多发病的概率较健康女性要高一些。定期行妇科病检查，不但能够及时发现一些如不大的子宫肌瘤、卵巢囊肿、宫颈糜烂、息肉、阴道炎等，还可以及时发现癌前病变，有效防止性疾病的传播及蔓延。

（2）妇女日常保健：女性日常保健应注意个人卫生，内衣裤要经常更换，同时避免不洁性行为。此外，在月经期要避免紧张、较剧烈的运动或较重的家务劳动，注意保暖，避免过冷或使用冷水，保持阴部清洁，勤换卫生垫，不宜盆浴，少吃刺激性食物。

（3）部分女性移植受者可能出现月经失调，如月经过少、过多、闭经或月经紊乱等。月经失调可能与移植手术或排斥药物的服用有关，如若发现此问题，请及时到妇科医生处会诊，并在诊断时告诉医生，自己的异体肾移植状态及所服用的药物种类，不可擅自购买药物或服用偏方土方，以免有些调经药物造成对移植肾的损害。

肾移植术后女性患者的生育时机：由于女性尿毒症患者存在下丘脑-垂体-性腺轴功能紊乱，伴随着卵巢功能下降、月经紊乱，致使患者的生育能力下降，性欲下降，甚至停经导致不孕。接受成功的肾移植手术后，卵巢功能及月经周期会逐渐恢复正常，女性患者身体内的雌激素水平会逐渐恢复正常，同时患者的性欲也会发生转变，有所提升。在接受肾移植术1～2个月后，如果患者的移植肾功能正常，其卵巢功能开始恢复，逐渐也具备了受孕能力，一般术后1～12个月，女性患者会恢复正常月经。大部分患者缺乏此方面知识，不了解此生理特点，认为在术后初期月经未恢复或性生活少便不会怀孕，在性生活中不采取避孕措施，导致非意愿妊娠的发生。在移植后早期建议要采取节育措施，因为进行妊娠风险极高。不推荐宫内放置节育器，因其有感染的风险；而物理避孕是最安全有效的方法，也可以考虑使用低剂量的雌孕激素。也应当减少反复人工流产的次数，以免诱发排斥反应，造成可怕的后果。要警惕宫外孕，一旦有不规则的阴道出血或停经后有出血，要做尿妊娠实验和B超检查排除宫外孕。

虽然女性肾移植术后早期便恢复了生育能力，但是一般建议患者在术后2年以后再考虑受孕，因为此时的移植肾功能保持稳定，免疫抑制剂的治疗用药可保持在一个稳定的水平，成功妊娠和分娩的保证更多，机会较大。但仍要重视的是，移植术后女性患者的妊娠危险系数较大，属于高危妊娠，应及早确诊妊娠，并在产科医生和移植科医生严密监护下进行妊娠和生育。至于肾移植术后生育能力的恢复，根据调查显示，男女肾移植术后2年左右，其精子、卵子的活力与功能基本上等同于正常人，可以考虑结婚生育。据相关统计，女性肾衰患者行移植术换肾后3～4年妊娠者最多，但其中约有40%的患者在孕期前3个月发生自然流产或因为并发症而行人工流产。多数专家认为，行肾移植术后的女性要求生育时应慎重。安全地度过孕期前3个月以后，约有90%的孕妇最终能够成功生产。

医学专家认为，移植后的妊娠是一个复杂的医学问题。正常情况下，每个人有两个正常的肾脏在日夜不停地工作，目的在于排出体内多余的水分和代谢产物，以维持体内的酸碱平衡。当妇女怀孕后，因为胎儿的发育需要，新陈代谢会明显加快，肾脏内小血管会扩张来增加血流量，加强排泄，所以经过肾脏排出的废物也会逐渐增多，肾脏工作量的增加无疑加重了肾脏负荷。分娩后，肾脏工作量减少，肾小血管内的血流也会相对减少，逐步恢复正常，哪怕只有一个正常肾脏的女性一般也不会留下后遗症。但对于肾脏有病变的女性，情况就不一样了，在怀孕或分娩后，出现肾功能恶化的发生率高达33%。对肾功能中等或中毒损伤的女性，40%以上在怀孕后变成终末期肾衰竭，所以，在怀孕前，女性患者已经存在肾功能不全，那么，怀孕后就会加速肾功能衰竭，会对母体及移植肾产生十分严重的负面影响。通常，移植肾处于患者的髂窝内，妊娠后期体积日渐增大的子宫，会不断压迫移植肾，从而迫使移植肾生理负担进一步加重，患者可出现水肿、高血压、蛋白尿，就会发生尿路感染率增加、移植肾功能的恶化、发生妊娠高血压、肾慢性排斥的发生率增加等，严重患者可导致移植肾失功。肾移植患者所服药物引起的不良反应，也可导致不良后果。分娩后，移植肾功能可以得到改善，但也有部分患者的移植肾功能难以恢复。所以，肾移植术后女性患者对待生育问题必须慎重全面考虑，原则上不主张肾移植术后的女性患者生育。总之，移植医师一般建议患者在术后的2～3年再考虑受孕，此时的肾功能比较稳定，所服用的免疫抑制剂药量已接近最小的维持剂量，药物对于机体及胎儿可能造成的损害亦降至最低限度，内分泌已恢复正常，成功妊娠和分娩的机会相对较大。

肾移植女性患者的自身条件决定了其是否可以妊娠以及妊娠是否会影响移植肾的功能和长期存活率。因而在怀孕之前，肾移植女性患者除了将怀孕对家庭经济负担等一系列的家庭问题妥善处理和安排外，必须要考虑免疫抑制剂类药物对胎儿的影响，及妊娠对患者的移植肾的影响和对全身的影响。随着现代医学的发展，医生经验及移植技术的不断增加，加上产科的有效协作，成功的移植妊娠是完全可行的。但应注意移植妊娠属于高危妊娠，其一定程度影响了移植肾的长期生存。因此，移植肾功能正常，没有高血压或血压可被药物有效控制，蛋白尿24小时少于0.5g，移植时间超过2年，这样，移植妊娠才得以成功。必须对有妊娠要求的肾移植女性患者的移植肾功能、蛋白尿、血压等进行全面准确的评估，满足以下条件者，可以在有经验的移植医师及产科医生指导下，进行妊娠。

肾移植女性患者妊娠必备条件：

（1）年龄＜35岁，一般身体状况良好。

（2）妊娠最佳时机为术后2～5年。

（3）移植肾的功能稳定正常，血肌酐＜133μmol/L。

（4）无蛋白尿，最好为无蛋白尿史。

（5）移植肾无排斥反应或无排斥反应迹象，最好无排斥反应史。

（6）在不用或用很少降压药物前提下，血压能维持在130/80mmHg以下，妊娠期间降压药物以井苯达嗪和甲基多巴较为安全。

（7）无反复尿路感染或其他感染情况。

（8）近期检查无肾积水。

（9）妊娠后需要进一步加强产前检查，以确保优生优育。

肾移植女性患者妊娠时，免疫抑制剂类药物建议剂量达到以下要求：

（1）泼尼松少于每天15mg。

（2）硫唑嘌呤少于2mg/（kg·d）。

（3）妊娠期间CsA（环孢素）维持于治疗窗最低值。

（4）禁用麦考酚酸制品（MMF）和西罗莫司。

感染问题：

妊娠会增加肾移植女性的感染概率，据调查孕妇发生尿路感染的概率高达40%，所以，肾移植孕妇需要每月进行一次尿常规和尿培养检验，以早期发现潜在的尿路感染，方便及时治疗。妊娠也增加了孕妇机会性感染的可能，从而造成对胎儿的影响。孕妇若罹患CMV（巨细胞病毒）感染，胎儿CMV感染发生率达30%～40%，10%的胎儿出生时因严重的CMV感染而死亡、小头畸形、精神发育迟缓；此外，5%～15%的婴儿在出生时表现正常，但成长过程中会出现学习困难及听力障碍等现象。孕妇单纯的疱疹病毒感染未进行治疗，在分娩时会传染给婴儿。丙型肝炎，乙型肝炎可经母体传染给胎儿。因此，孕期肾移植女性应警惕感染，孕前行相关检查，必要时接受相关治疗。

女性肾移植患者怀孕后，应注意保证充足的休息时间，千万不要把身体处于疲劳虚弱状态，因为此时全身各器官的工作负荷明显增加。应及时密切与肾移植专科医生和妇产科医生保持沟通、联系，妊娠患者应认真接受医生的指导，定期作移植肾与胎儿两方面的检查，尽可能保证全方位安全。低镁血症明显影响着肾移植术后高血压的发生及严重程度，女性患者若长期持续高血压，是妊娠期高血压综合征发生的危险因素。因此，肾移植术后早期一定要对患者的血镁浓度进行监测，预防及控制恶性高血压。患者在妊娠过程，若出现了排斥反应时，应优先考虑的是保护好患者的移植肾，此时可考虑引产，及时终止妊娠。若出现了如呕吐及厌食等较为严重的妊娠反应，这种情况可能会影响免疫抑制剂药物的稳定，应及时与肾移植专科医生取得联系，以采取恰当的措施来防止发生排斥反应。另外，如出现尿路感染、感冒等各种病症，其所使用的药物必须同时取得肾移植专科医生和妇产科医生的同意才可以使用，这与常人有所区别。若出现胎死宫内者、胎膜早破、胎儿宫内窘迫、重度妊娠期高血压、胎儿畸形、胎死宫内者等情况，为患者安全考虑，也应立即终止妊娠。

那么，已成功妊娠的肾移植术后女性患者，采取何种分娩方式较好呢？

移植肾脏位于髂窝内，不妨碍产道，也不会造成产道梗阻和机械性损伤，若无产科原因，可自然分娩。但由于肾移植术前，长期的肾衰竭或长期透析，长期使用糖皮质激素，易造成患者骨盆骨营养不良，妊娠过程中，子宫不断增大对移植肾有时可产生压迫，容易出现肾损伤，妊娠容易出现妊娠高血压疾病，胎儿宫内发育不良等原因，剖宫产的比例增高。其实，肾移植术后女性患者分娩方式的选择，主要是取决于产科的情况，如无产科剖宫产的指征，推荐进行阴道分娩。

总之，肾移植术后的女性患者决定生育时，需严肃认真对待。因为移植后妇女妊娠必须考虑到母亲、胎儿和移植肾这三个方面的安全。对移植后要求生育的女性患者，为保障妊娠成功及移植肾和母婴的安全，要进行全面检查与评估，力争消除危险因素。原来已有孩子的家庭，肾移植术后性生活时，建议采取避孕措施。

3. 肾移植术后男性患者的保健及生育指导

男性肾移植受者在术后，面临着一系列的泌尿生殖系感染和日常保健问题，应注意以下日常保健事项：

（1）平时注意合理营养，锻炼身体，提高机体抗病能力。

（2）每天要保持一定的饮水量。

（3）勿憋尿，及时排空膀胱尿液，可预防或减轻其症状。

（4）注意泌尿生殖器清洁卫生，常清洗。

（5）若体内有慢性感染灶应及早彻底治疗。

（6）若有糖尿病应积极治疗，控制血糖。

泌尿系感染的临床表现：尿频、尿急、尿痛，发热，尿道口刺痛并伴有烧灼感，甚至肾区疼痛，肋脊角压痛，小腹隐痛，血尿等。但是也有一部分慢性感染的病人，并无明显症状，而只表现全身疲乏无力，食欲不振，体重减轻及不明原因的贫血，尿常规检查出尿中白细胞增多，尿培养常有致病菌。

肾移植术后男性患者的生育时机：对于肾移植术后男性患者，没有生育时间的限制，部分人可恢复生育能力，但是由于手术创伤和术后药物的使用，对男性精子质量有一定的影响，考虑到优生优育的问题，男性肾移植术后患者在移植术后，需要重视生育时机的选择。判断男性生育能力，男性精子的质量是其判断的金标准，其中，精子的活动力、精子正常形态又是判断精子质量的最重要指标。

众所周知，正常男性的精子发育一般需要4～5个周期，74天左右。精子由睾丸进入附睾内才逐渐发育成熟，这一过程平均需要16天左右，简单来说精子从发育到具备受精能力共需要90天左右。由此可以推断，肾移植手术后6个月成熟的精子，是在手术后3个月左右开始发生、发育的，但需要引起关注的是，这一时期患者全身的内环境状态并不是十分的稳定。肾移植术后微量元素的功能逐渐恢复，但血锌浓度恢复缓慢，改善低血锌可以口服葡萄糖酸锌，这样能够增加精子数量。

事实上，肾移植手术后半年内，其精子的活动能力、精子正常形态都比

117

较少，而头部缺陷精子又明显较多。因此，在男性患者肾移植手术后半年内，其虽然已在慢慢恢复性功能，但是，他的精子质量还远远不及正常人水平，故而这个时间段是不适合生育的，而肾移植手术后5~16个月，精子发育才有逐步的改善。在肾移植手术后7~24个月与术后半年相比，患者的精子形态及精子活动能力等虽有好转，但这一时间段也并非是最佳的生育时期。在肾移植手术2年以后，患者的精子活动力、头部缺陷精子明显好转。因此，男性肾移植患者在术后2年以后生育，是比较理想的时机。男性生育需要依靠女性妊娠及分娩，男性生育其实只是授孕，不存在妊娠及分娩的风险。所以，男性肾移植术后患者生育对移植肾的风险明显减少，对移植肾功能也没有影响，可在适宜时机与正常人群一样生育。

药物对精子的影响：免疫抑制剂对精子质量的影响与其剂量有关，以环孢素（CsA）为例，当CsA剂量≥20mg/kg时，可引起睾丸质量的下降，精子数量减少，精子活力降低等。当CsA剂量为3mg/kg时，患者的精液参数是正常的，也就是说，维持剂量的环孢素对男性的生育能力无明显影响。

肾移植男性患者生育必备条件：

（1）行肾移植术2年后，一般状况良好。

（2）年龄在35周岁以下。

（3）全身状况良好肝、肾功能状态基本正常。

（4）血压正常，无高血压或轻度高血压且药物可以控制。

（5）无血尿、蛋白尿或微量血尿、蛋白尿、泌尿道感染等。

（6）无移植器官的排斥反应。

（7）免疫抑制剂需维持最低量：硫唑嘌呤50mg/d，泼尼松10mg/d，环孢素（CsA）剂量在3mg/kg/d以下。

（8）移植器官的检查（影像检查：B超、CT、磁共振造影等）正常，无积水、无结石、无输尿管扩张等。

（9）在决定生育前，需要做精液常规的检查。

（10）其妻子怀孕后需进一步加强产前检查，以确保优生优育。

4. 药物对胎儿的影响

接受了移植手术后的患者，每日都必须口服大量的免疫抑制剂、糖皮质激素、降压药等，多多少少几十粒，当适龄肾移植女性患者决定要生育，也十分关心，自己每天服用的这些药物，对胎儿生长发育是否有什么影响呢？

（1）免疫抑制剂类

目前临床常用的免疫抑制剂主要为糖皮质激素（甲泼尼龙、泼尼松）、细胞代谢毒性药物（麦考酚酸制品、硫唑嘌呤）以及钙调素抑制剂（环孢素、他克莫司）。

糖皮质激素：糖皮质激素可通过胎盘，虽然胎儿体内药物浓度远低于母亲体内，但可因长期服药，有部分胎儿出生时患有肾上腺功能不全或胸腺萎缩。因而当糖皮质激素用于孕妇，哺乳期妇女或可能怀孕的女性时，应选择适当时机，每日的泼尼松剂量低于15mg。

细胞代谢毒性药物：硫唑嘌呤（依木兰）对母体的造血系统及肝脏均有毒性，从理论上讲，根据其在人体内的代谢形式，应该对胎儿无毒性，并已有上千例孕妇使用该药。麦考酚酸制品包括吗替麦考酚酯（骁悉）及麦考酚酸钠肠溶片（米芙），现有临床资料较少，在动物实验中发现其对实验动物的胚胎有毒性。孕期妇女在使用麦考酚酸制品风险较高，应建议在受孕前6周停用麦考酚酸制品，可考虑替换为硫唑嘌呤。

钙调素抑制剂：环孢素（CsA）较易通过胎盘进入到胎儿的血液循环，在羊水、胎盘及胎儿组织中均可以检出，这将大大提高小型新生儿的发生率。据报道，孕妇使用该药后，新生儿体重<2500g的发生率为49.5%。<1500g的为17.8%，而不用该药的发生率相应为39.1%和7.7%。此外，由于环孢素使血管内皮素分泌增加，孕妇先兆子痫发生率为29%。他克莫司（FK506）相关临床资料较少，其与环孢素毒副作用相似，在现有的动物实验中，FK-506在母体毒性剂量下会导致实验动物胚胎毒性并出现胚胎发育迟缓。

（2）其他药物

降压药：除少部分药物，大部分降压类药物副作用均较低，钙通道阻滞剂，如硝苯地平被广泛用于肾移植受者，孕妇可安全使用，但降压药应慎与镁制剂合用。根据对新生儿为期18个月的随访，未发现副作用，甲基多巴、胼苯达嗪、拉贝洛尔已广泛用于孕妇40年，暂未发现有副作用。血管紧张素转换酶抑制剂（ACE）会引起羊水过少，造成胎儿肺发育不全，出生时易发生呼吸衰竭导致死亡，也可能出现肾脏发育不全，在出生后无尿，还可能导致胎儿肢体痉挛、骨骼钙化等情况，以上现象在孕妇怀孕后3～9月个用药最易出现。现血管紧张素Ⅱ受体抑制剂的有关临床经验不多，预估其副作用可能与ACE相仿。

利尿剂：易导致先兆子痫，如因病情必须使用，要十分谨慎，注意有无发生先兆子痫的迹象。

三、运动指导

肾移植患者术后恢复良好，能够参与体育锻炼吗？如果可以，那有何禁忌吗？患者在接受手术前，肾脏功能衰竭尿毒症期间，由于肾脏的失功，体内代谢紊乱，机体一直处于负氮平衡，即每日身体所消耗的蛋白质大于每日摄入量，长此以往，会促使比如四肢肌肉蛋白质含量较高的部位的蛋白质容易消耗，进而会导致明显的消瘦，而患者看上去可能还显得较肥胖，是因为脂肪组织却不一定减少；但患者体力会明显的低于正常人群，是由于患者的肌力下降所造成。接受了肾脏移植手术后，随着移植肾功能及机体内环境的逐渐恢复，全身各器官功能亦随之恢复，但对于肌力的恢复，不仅需要补充足够的营养支持，还需要通过适当的运动训练。规律的运动训练可以提高康复期肾移植患者的体能，促进其康复。所以，肾移植术后患者应该积极参加体育锻炼，通过体育锻炼可以促进机体和精神的恢复，一方面规律的锻炼有助于控制体重，也有助于控制及预防高血压，高血脂，糖尿病和骨质疏松，以有效促进身体的全面恢复。另一方面，可促使肾移植术后患者以充沛的精力投入到工作与社交，也可以缓解压力。俗话说：身要长动，心要常静；定时锻炼身体好，勤于书画勤动脑。

有部分患者会担心在移植手术后，参加体育锻炼，自己的身体是否能够承受得住，其实，只要循序渐进，逐渐增加运动量和运动的强度，合理根据自己的身体情况选择适合自身情况的运动，在一定范围内机体是完全可以承受的。当然，也不可没有禁忌地进行运动，毕竟接受过移植手术，患者要选择合适的运动项目并量力而行，在参与运动锻炼时，有以下注意事项：

（1）锻炼期间一定要遵循个体化原则，循序渐进的开展：锻炼初期，每天进行短时间分次的锻炼，然后逐渐增加锻炼的强度与时间，每次锻炼时以心跳加快、呼吸加深，锻炼后不产生肌肉酸痛为佳，锻炼频次为每周3~5次。手术后3个月内，不可提举重物或仰卧起坐，以及类似的运动，3个月后基本可以做任何运动，1年后可以从事各种体育锻炼，但是，对于一些对抗性很强的活动则要注意，如篮球、足球等，这些运动项目有可能伤及移植肾，重者可使移植肾破裂出血，一定要避免参加。除此以外，锻炼过程中要避免移植肾区受较大外力挤压，注意保护移植肾，不宜从事重体力劳动，避免因劳累过度、抵抗力下降而诱发感染，必须要劳逸结合。

（2）根据自己的兴趣与爱好，坚持适合的有氧运动：如散步、慢跑、打太极拳等。最好最简单的运动就是步行锻炼，每一位肾移植术后的病友都可以进行，不受场地仪器等限制。肾移植术后锻炼初期，散步是一种很好的有氧运动，建议每周散步3次，每次20~30分钟，速度达到刚好可以提高心率的程度，当患者感到疲惫时要及时休息。当身体状况好转之后，可以每日慢跑，但一定要由少到多，运动量的计算为：心率=170-年龄，如此坚持一段时间以后，患者可以发现自己的身体机能正在逐渐恢复。而打太极拳，不仅可以增强体质，也可陶冶情操，平心静气。

（3）户外活动和旅游：术后3个月内，由于免疫抑制剂药物的用量较大，身体虚弱，患者容易感染，所以外出时需要戴口罩，并避免出入例如剧院、市场及超市等人群密集的公共场合，尽量避免接触患有传染病的人。可以去场地宽敞通风、人少的公园，同时户外活动要避免阳光直接暴晒。术后1年内要避免旅游，而此后随着患者抵抗力的恢复及增强，感染的风险较之前有下降，可尝试出门远行旅游，但要做好自我防护工作，备足口服药物，注意防晒。

运动在提高肾移植术后患者自身抵抗力的同时，也有利于提高患者的心理健康。在术前，因肾移植术术前准备工作复杂，术后恢复期周期长，且并发症多，经济负担，服用免疫抑制剂致体毛增多、容貌改变等因素，患者易产生心理问题，如焦虑、沮丧等。患者进行有氧运动，能使大脑供氧充足，脑细胞功能增强，这有利于恢复正常的心理状态。通过运动锻炼，人体大脑可释放出引起精神愉悦的物质，使患者心情放松，释放负面情绪。坚持并规律的进行有氧运动，利于调节肾移植患者的情感，减少心理应激，促使体内激素水平处于平衡状态。因此，合理科学地进行体育锻炼，对肾移植术后患者的身心健康恢复尤为重要。

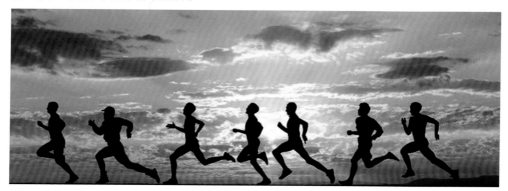

四、心理指导

慢性肾功能衰竭尿毒症的患者在未做手术之前，十分困扰，饱受疾病的折磨，所以患者对移植手术抱有很大的期望，在术后遇到的一些问题与一般疾病不同，可发生排斥反应，且终身服用免疫抑制剂，要积极预防感染，加之昂贵的医疗费用等，使得患者通常存在各种心理负担，尤以焦虑、忧郁为主。当出现并发症后患者不应自暴自弃、怨天尤人，应调整心态，积极面对人生的考验。部分患者在手术成功出院回家后，脱离了医护人员的监护，病人角色减退，认为做完手术即万事大吉，当发生并发症或排斥反应时，接受不了现实。所以，在患者入院时，医护人员就应该制定相应个性化医护管理模式，医护同时对患者进行健康教育，必须让患者深刻地认识到接受移植手术并康复是一个漫长的治疗过程，需要极高的依从性，让患者有一个正确对待疾病的心态。在日常治疗中，多为患者讲解积极的事物，如成功案例，让其放松心态对待手术，不要过度担心。因为终身服用免疫抑制剂，费用昂贵，致使家庭经济负担加重，陷入困难，因此得到一定社会的支持在患者术后的生活中也显得尤为重要，而其中很重要的一点是家人的支持。医护人员与家属应该多关心患者，给予患者物质及精神上的良好支持。此时家属要给予患者更多的关注并给予情感支持，满足患者的需求，让患者保持愉悦的心情，乐观、积极对待以后的生活。患者自身应该平心静气，忌焦虑气躁，调整生活观，适当参加社会活动。当产生不良情绪时，要学会转移、放松、宣泄和自我调节。

乐观的情绪会使肾移植术后患者保持良好的精神状态，健康的精神状态有利于自主神经、内分泌和免疫系统保持稳定，和睦的家庭生活可使肾移植患者更勇敢的笑对生活，这些都使肾移植患者能积极配合临床检查及治疗。术后初期，患者极易感到生气、失望，可能因自己没有足够的力气与精力去做自己想做的事，或无法快速达到自己的康复预期。其实，长期饱受病痛折磨，患者会感到失望是正常的，还可能感到恐惧、焦虑、烦躁等，也不需要惊慌，这些情绪每一位肾移植患者多多少少都曾感受过。学会如何控制自己的情绪，调整心态，可以学习以下心理放松的简单方法，放松心态。

（1）想象放松法：通过唤醒起轻松、舒适、且感到愉悦情景的想象和体验，由此减少自身的焦虑、心烦意乱，保持注意力集中状态，增强内心的愉悦感和自信心，是一种适合患者且易于操作的简单方式。如：先取一舒适的姿态，仰卧于床上，双手平放身体两侧，两脚分开，眼睛微微闭起，放松全身肌肉，深呼吸后想象自己躺在温暖阳光照射的沙滩，迎面吹来阵阵微风，海浪有节奏地拍打着岸边；或想象自己于林间漫步，鸟语花香，小溪潺潺。尽量地让自己有身临其境的感觉，患者越放松，其效果越好。

此方法的关键在于：要有很好的想象技能，使这种处境被心理上的"眼睛"看得很清楚，并进入放松的状态；头脑里要形成一种与放松密切相联系的、清晰的处境。

（2）音乐放松：想象放松也可以配合音乐来放松，或单独聆听一段放松的音乐，尽量选择悠扬、婉约、带有大自然气息的轻音乐或古典乐。

患者心理、生理的放松，均有利于身体健康。其共同特点是松、静、自然。渐进性的放松训练是对抗焦虑的一种常用的方法，和系统脱敏疗法相结合，可治疗各种焦虑性神经症、恐惧症，对各系统的身心疾病都有较好的疗效。鼓励患者学习有关肾移植术后保健知识，可以将自己的内心感受告诉家人及朋友，在自己的康复过程中主动发挥更大的作用；当感到紧张焦虑时，尝试着放松一下，到大自然中散散步，呼吸一下新鲜空气，听听音乐，到花园逛逛；可以加入一些当地的肾移植病友协会，建立友谊，将内心的感受说出，与病友敞开心扉，释放内心情感。加强患者的健康行为管理，加强自控力，学习健康相关知识，同时可以提高患者的自我管理能力，通过良好行为改变和生活规律又可以有效地促进自身健康，甚至重新回归社会，继续创造社会价值，实现个人价值，开始全新的健康生活。